13歳から更年期世代まで

女性ならではの悩みがスーッと消える！

一生モノの

生理とからだの取り扱い大全

保健師めぐみ

日東書院

はじめに

あなたは生理のことで気になることや悩《なや》みがありますか？

私《わたし》は保健師《ほけんし》として小学生から50代ぐらいの大人まで3500人以上《いじょう》の生理や妊娠《にんしん》などの相談を聞いてきました。

私《わたし》も10代のころから大人になっても生理の悩《なや》みがありましたが、家族や友だちなどまわりの人に相談しづらくて、ひとりで悩《なや》んでいる人はたくさんいるのです。

でも、私《わたし》に生理の相談があった人たちに、

【その生理の悩《なや》みは○○だから心配しなくても大丈夫《だいじょうぶ》だよ！】

【その生理の悩《なや》みにはこの対処法《たいしょほう》があって、やってみるとよくなった人もいるよ】

【生理の悩《なや》みで○○のときは産婦人科《さんふじんか》の病院に相談するといいよ】

【生理のことで家族や友だちなどまわりの人に相談しづらいときや、相談してもあまりよい結果《けっか》ではなかったときは、学校の保健室《ほけんしつ》の先生や、生理にくわしい専門《せんもん》の人に相談すると一緒《いっしょ》に解決法《かいけつほう》を考えてくれて心が軽くなるよ】

といったことを伝《つた》えていくと…

【相談してよかったです！　相談しただけでも安心したのか生理がきました！】
【勇気《ゆうき》を出して家族に相談して病院に行ったら問題ないといわれて安心しました！】
【教えてもらった体操《たいそう》をしたら生理痛《せいりつう》がよくなりました！】

といったように、生理の悩《なや》みごとが解決《かいけつ》して喜《よろこ》んでもらえて、私《わたし》はそれがとてもうれしかったです。

そこで、これから生理とつきあっていくあなたが、生理のことで悩《なや》みができたときに、あなたの助けとなり、生理とうまくつきあっていけるようにと願《ねが》いをこめてこの本を作りました。

もくじ

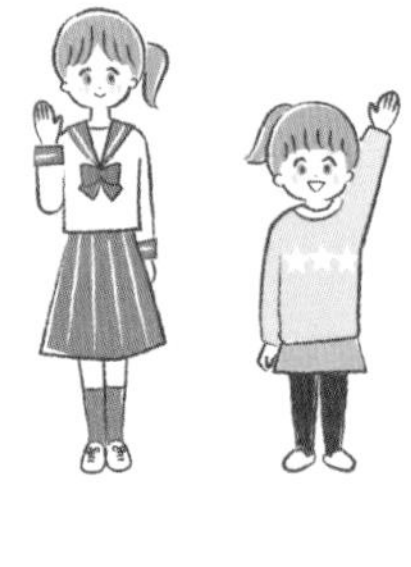

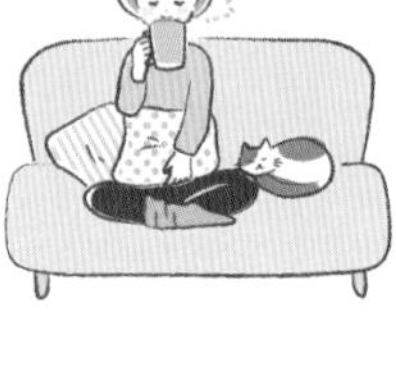

2章 生理にまつわる悩《なや》みとケア 41

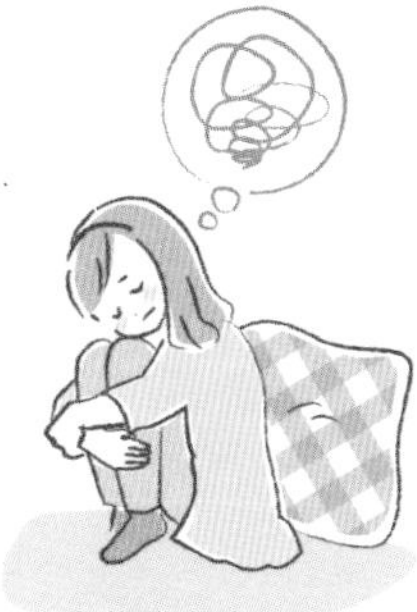

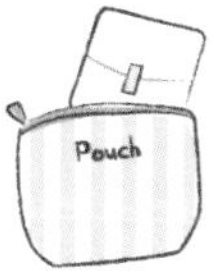

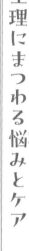

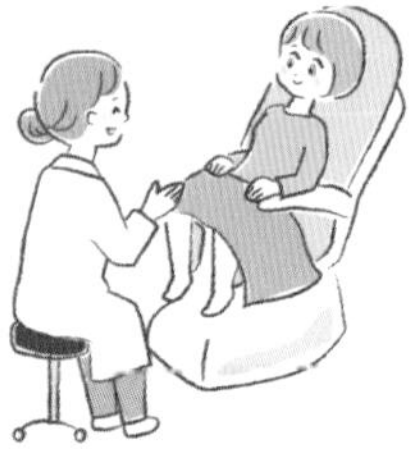

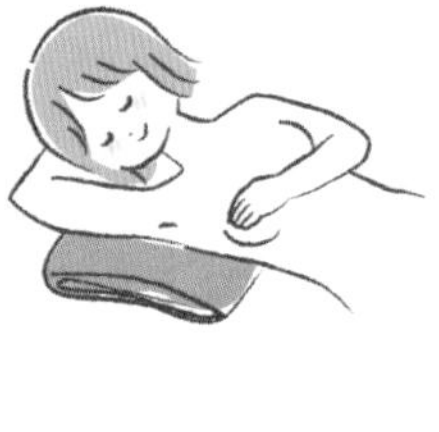

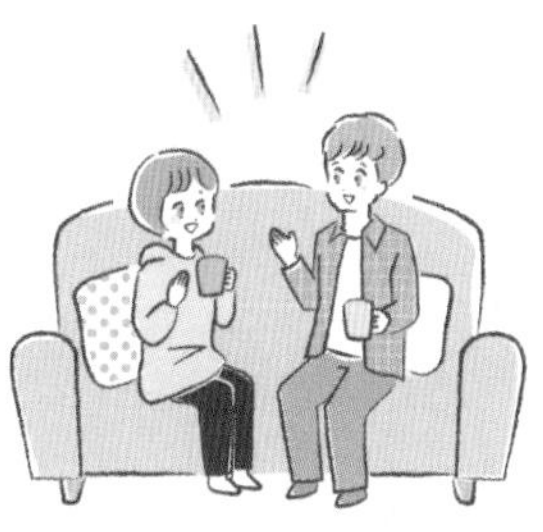

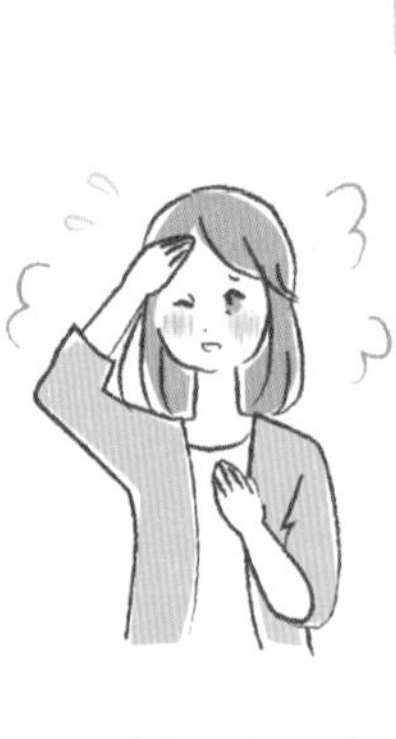

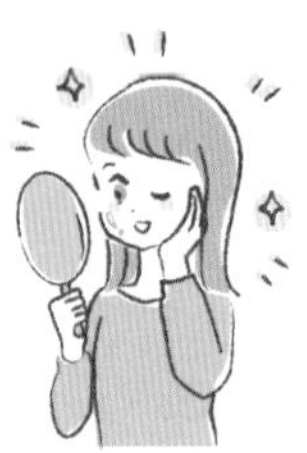

序章

女性《じょせい》の一生と生理の関係《かんけい》

女性《じょせい》の体は7年周期《しゅうき》で変《か》わります

中国に古くから伝《つた》わる「東洋医学」をもとにした考え方

中国で約《やく》2000年前に生まれた東洋医学の教科書とも言われる本には、女性《じょせい》は「7の倍数」の年齢《ねんれい》のときに、節目《ふしめ》を迎《むか》えると書かれています。

赤ちゃんからすくすくと成長《せいちょう》し、7歳《さい》になると小学校に入学。歯も乳歯《にゅうし》から生え変《か》わる時期ですよね。それから7年後、14歳《さい》には中学生になって思春期に。さらに7年たって21歳《さい》には、大人の女性《じょせい》の体が完成《かんせい》するなど、7年ごとに何かしらの節目《ふしめ》があります。顔立ちや体つきも7年たつと変化《へんか》があるものですが、体の中でもさまざまな変化《へんか》が起きています。

これを知っておくと、長い人生の中で、自分の体が今どんな状態《じょうたい》にあるのか、そして次の節目《ふしめ》に向かってどう変化《へんか》していくのか知ることができますよ。

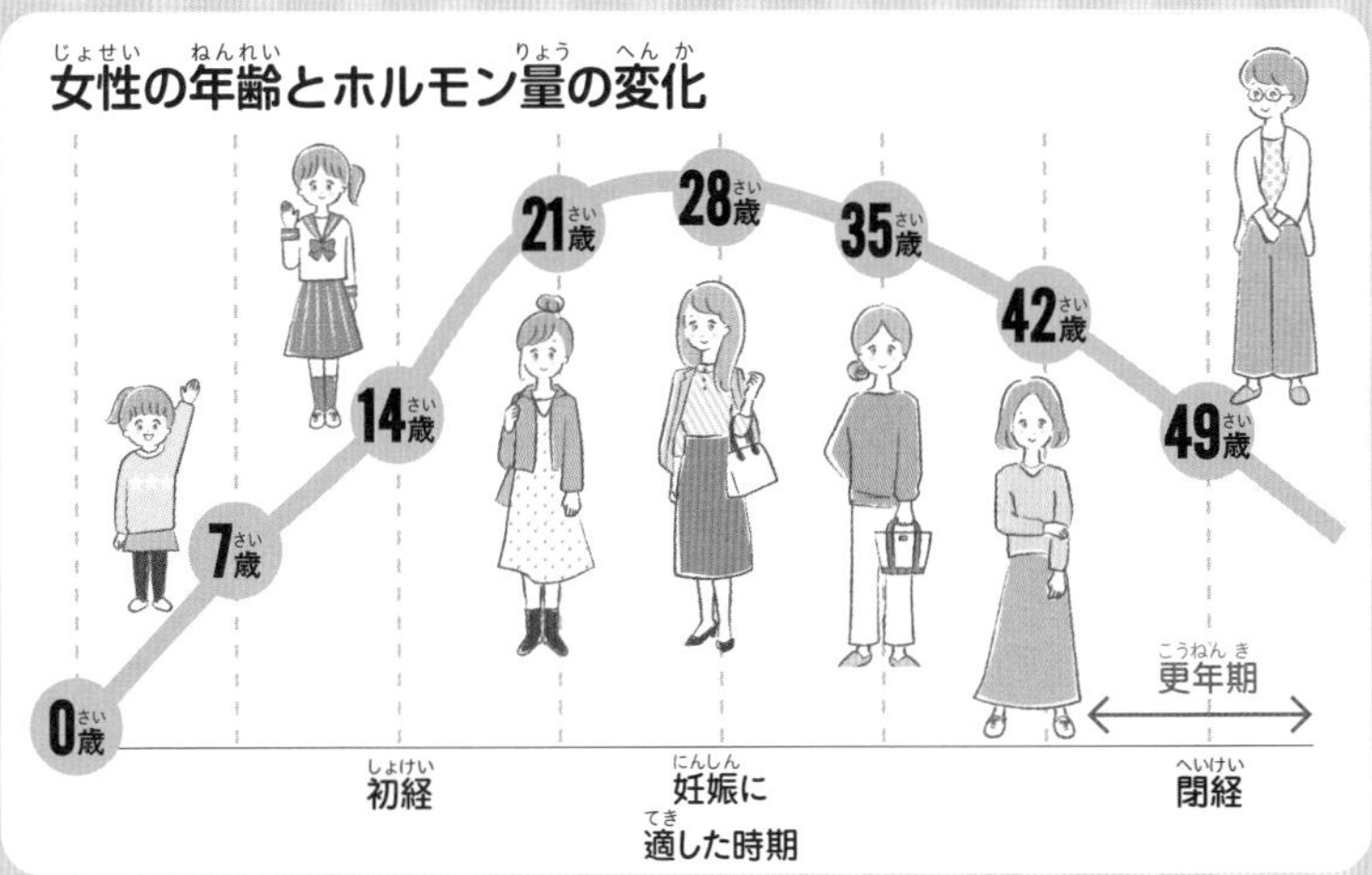
女性《じょせい》の年齢《ねんれい》とホルモン量《りょう》の変化《へんか》
0歳《さい》
7歳《さい》
14歳《さい》
21歳《さい》
28歳《さい》
35歳《さい》
42歳《さい》
49歳《さい》
更年期《こうねんき》
初経《しょけい》
妊娠《にんしん》に
適《てき》した時期
閉経《へいけい》

変化《へんか》のカギは女性《じょせい》ホルモンに

女性《じょせい》の体が7年ごとに変化《へんか》していく秘密《ひみつ》をにぎっているのは、ずばり「女性《じょせい》ホルモン」です。女性《じょせい》しか持っていない妊娠《にんしん》や出産《しゅっさん》という機能《きのう》のために、女性《じょせい》ホルモンはさまざまなはたらきをして、それが体や心にも大きな影響《えいきょう》をあたえます。

脳《のう》から指令《しれい》をうけて、女性《じょせい》の体の中の「卵巣《らんそう》」という部位《ぶい》から分泌《ぶんぴつ》される女性《じょせい》ホルモンは、いつでも同じ量《りょう》が分泌《ぶんぴつ》されているわけではありません。

上のグラフを見てもらえるとわかりますが、赤ちゃんのころから少しずつ増《ふ》えていた女性《じょせい》ホルモンは、だいたい28歳《さい》をピークにゆるやかに減《へ》っていきます。女性《じょせい》ホルモンの分泌《ぶんぴつ》が増《ふ》えていくことで、女性《じょせい》の体の中では妊娠《にんしん》や出産《しゅっさん》をする準《じゅん》備《び》が進められて、「生理」が起きるようになります。また、40歳《さい》をすぎたころから大きく女性《じょせい》ホルモンの分泌量《ぶんぴつりょう》が減《へ》り、生理が止まって「閉経《へいけい》」します。

女性《じょせい》の一生は こんな流れで進んで いきます

7歳《さい》

歯が永久歯《えいきゅうし》に 生え変《か》わります

乳歯《にゅうし》が抜《ぬ》けて、永久歯《えいきゅうし》に生え変《か》わりが始まります。七五三のお祝《いわ》いも、女の子は7歳《さい》から大人の女性《じょせい》に向けての成長《せいちょう》が始まるという意味があったようです。

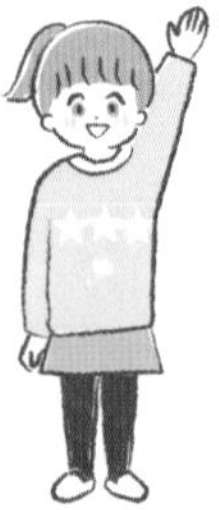

14歳《さい》

思春期に入り、 初経《しょけい》が来ます

多くの女の子が初《はじ》めての生理である「初経《しょけい》」を迎《むか》える年《ねん》齢《れい》です。思春期と言われる時期に入り、体も心も半分《はんぶん》大人で半分子どものような複雑《ふくざつ》な年代でもあります。

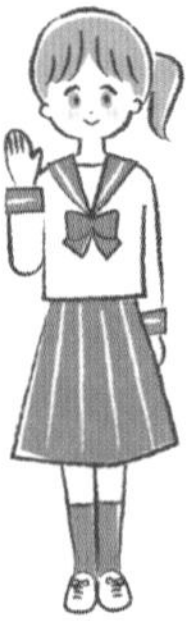

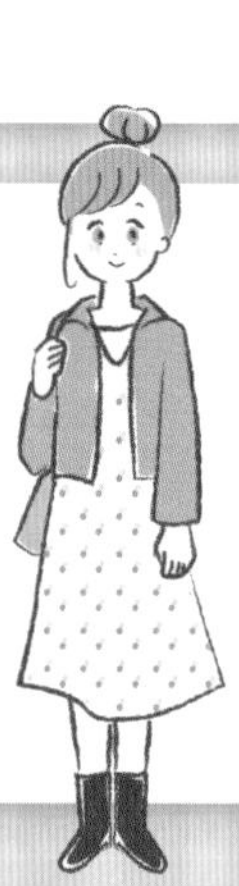

21歳《さい》

大人の「女性《じょせい》」の体が 完成《かんせい》します

「女性《じょせい》」としての成熟期《せいじゅくき》を迎《むか》えます。今の時代は大学や専《せん》門学校《もんがっこう》などで知識《ちしき》を身に着け、社会に出る準備《じゅんび》をしている人も多い年代ですが、妊娠適齢期《にんしんてきれいき》でもあります。

28歳《さい》

女性《じょせい》としての人生を考える時期

28歳《さい》ごろは女性《じょせい》ホルモン分泌量《ぶんぴつりょう》がピークに。体力も旺盛《おうせい》で、妊娠《にんしん》する力も十分にあります。自分は妊娠《にんしん》・出産《しゅっさん》をするのか、せずに生きていくのか、人生を考える時期にさしかかります。

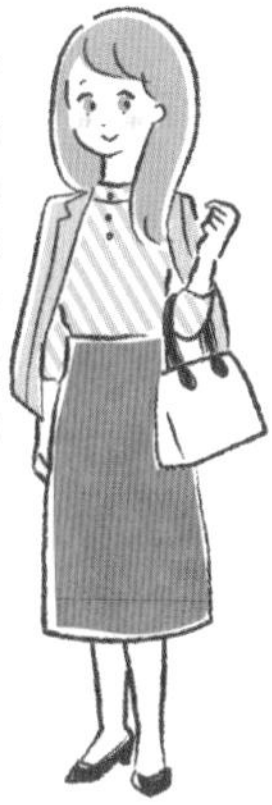

35歳《さい》

妊娠《にんしん》や出産《しゅっさん》の確率《かくりつ》が下がり始めます

少しずつ肌《はだ》ツヤや髪《かみ》の毛に衰《おとろ》えが見え始める年代で、ぐっと妊娠《にんしん》の確率《かくりつ》が下がる年代でもあります。妊娠《にんしん》・出産《しゅっさん》を考えるのであれば、少しでも早く行動する必要《ひつよう》が出てきます。

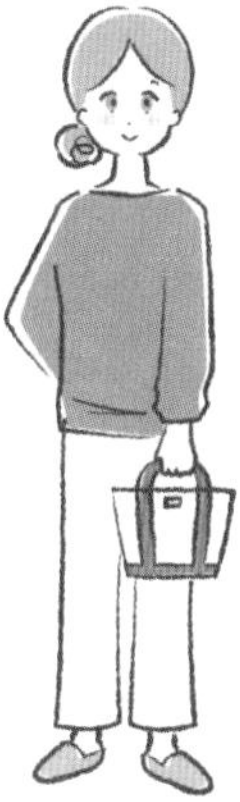

42歳《さい》

女性《じょせい》ホルモンが減少《げんしょう》し、体調に変化《へんか》が

早い人では少しずつ更《こう》年期《ねんき》の症状《しょうじょう》が出てくることも。白髪《しらが》が目立ってきたり、顔のシワやシミが気になってきたりする年代でもあります。心身ともこまめなケアを心がけましょう。

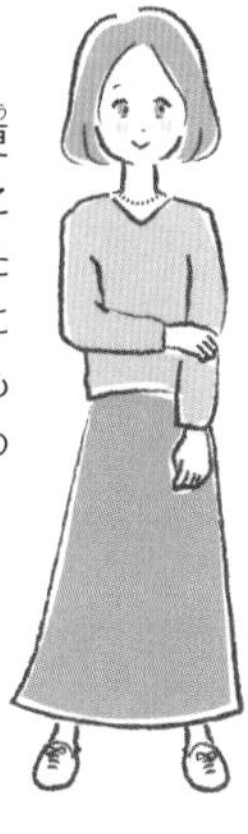

49歳《さい》

閉経《へいけい》を迎《むか》え、更年期《こうねんき》の症状《しょうじょう》が出ることも

閉経《へいけい》して、妊娠《にんしん》するのが難《むずか》しくなります。閉経《へいけい》に伴《ともな》って女性《じょせい》ホルモンの分泌《ぶんぴつ》が減少《げんしょう》すると、体と心にさまざまな不調《ふちょう》を感じるように。生活習慣病《せいかつしゅうかんびょう》にも気をつけなければいけません。

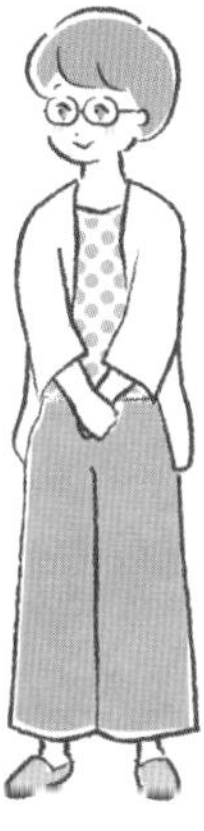

「生理」については ほとんどの女性《じょせい》が 悩《なや》むものです

「生理」についてはどうして悩《なや》みがつきないの？

顔や性格《せいかく》がひとりひとりちがっているように、生理の様子も人によってちがいます。女性《じょせい》どうしが集まって、おたがいの生理について話していても「生理痛《せいりつう》がひどくて動けない日があ

生理のお悩《なや》み相談

保健師《ほけんし》めぐみのブログ『人に言えない「生理前・生理中の悩《なや》み」が楽になる♪めぐみの簡単《かんたん》おうちケア』問い合わせフォームによせられたお悩《なや》みを集計

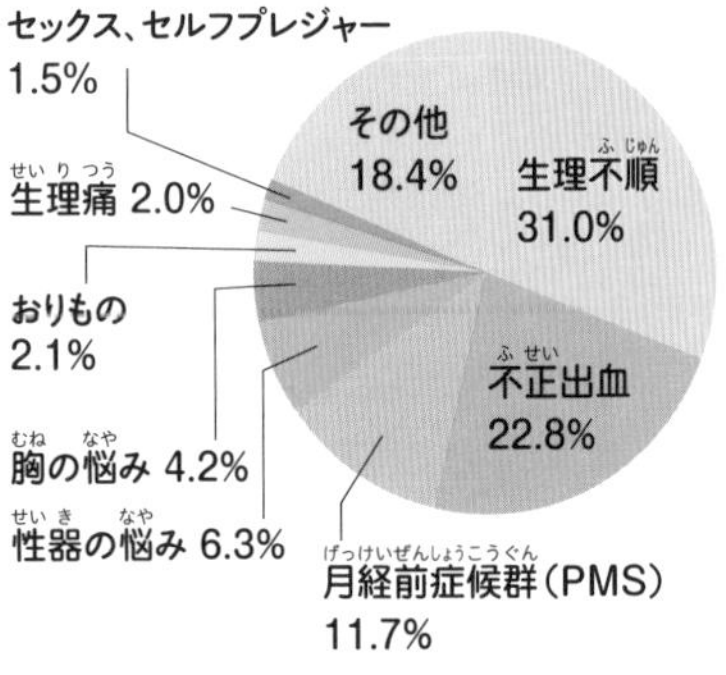

セックス、セルフプレジャー 1.5%
その他 18.4%
生理不順《ふじゅん》 31.0%
生理痛《せいりつう》 2.0%
おりもの 2.1%
不正出血《ふせい》 22.8%
胸《むね》の悩《なや》み 4.2%
性器《せいき》の悩《なや》み 6.3%
月経前症候群《げっけいぜんしょうこうぐん》（PMS） 11.7%

10代から40代まで、さまざまな年代の女性《じょせい》から生理に関《かん》するお悩《なや》みがよせられますが、一番多いのは「生理不順《ふじゅん》」に関《かん》することでした。次に多い「不正《ふせい》出血」とで、すべてのお悩《なや》みの50%以上《いじょう》が占《し》められています。

生理のお悩《なや》み相談　（10代のみ）

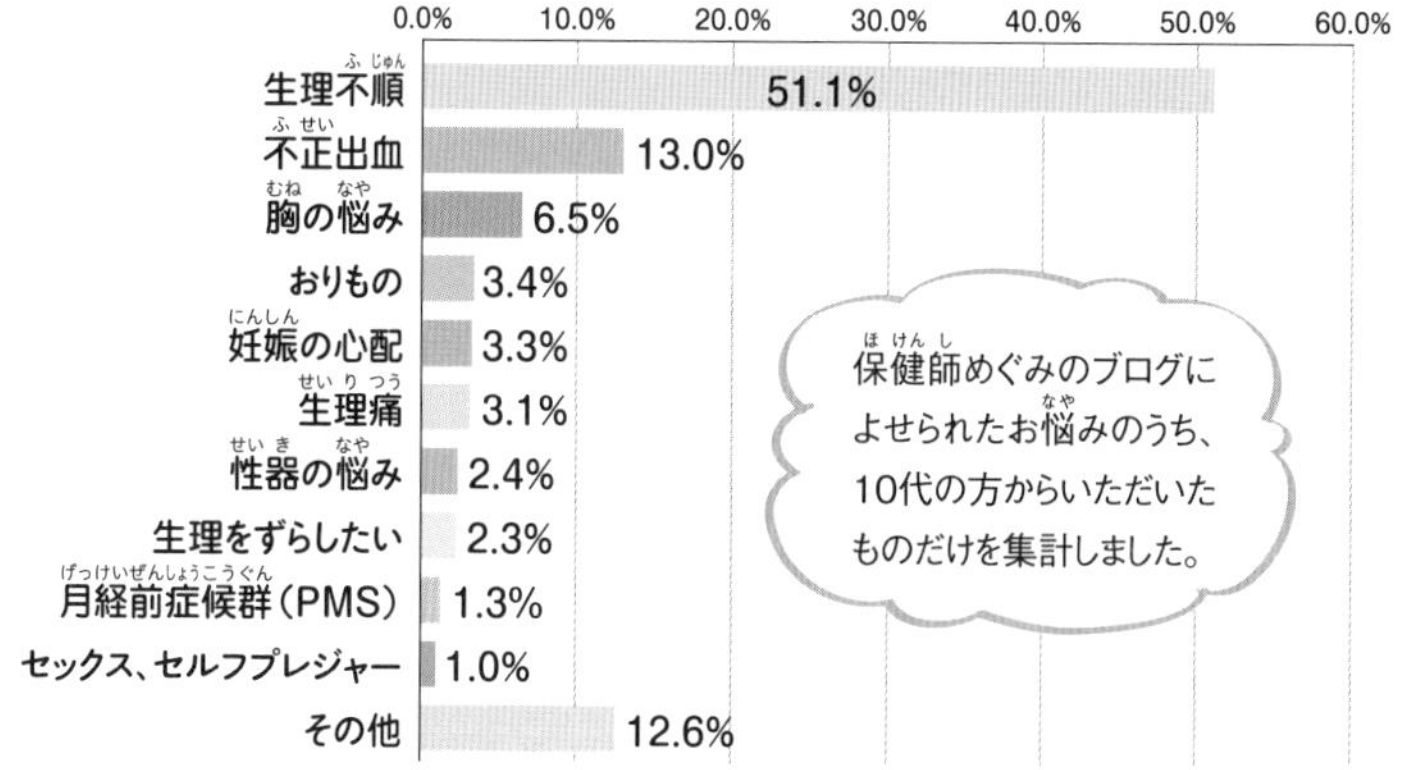
0.0%
10.0%
20.0%
30.0%
40.0%
50.0%
60.0%
生理不順《ふじゅん》
51.1%
不正出血《ふせい》
13.0%
胸《むね》の悩《なや》み
6.5%
おりもの
3.4%
妊娠《にんしん》の心配
3.3%
生理痛《せいりつう》
3.1%
性器《せいき》の悩《なや》み
2.4%
生理をずらしたい
2.3%
月経前症候群《げっけいぜんしょうこうぐん》（PMS）
1.3%
セックス、セルフプレジャー
1.0%
その他
12.6%
保健師《ほけんし》めぐみのブログによせられたお悩《なや》みのうち、10代の方からいただいたものだけを集計しました。

る」という人もいれば、「生理痛《せいりつう》なんて感じたこともない」という人も。だからこそ「私《わたし》の生理って普通《ふつう》じゃないのかも？」と心配になってしまうのですよね。もちろん病院で診《み》てもらったほうがいい状態《じょうたい》もありますが、生理というのは〝普通《ふつう》〟の幅《はば》が広いものだというのは覚《おぼ》えておいてくださいね。

また、同じ人でも体調や気持ちによって生理の間隔《かんかく》や状態《じょうたい》は変《か》わるものです。「いつもと生理がちがう！」と驚《おどろ》いて、悩《なや》んでしまうことも少なくはないでしょう。生理は体調や気持ちの影響《えいきょう》を受けやすいことも知っておいてほしいです。

10代はこんなことを悩《なや》んでいます

10代の生理のお悩《なや》みで圧倒的《あっとうてき》に多いのは「生理不順《ふじゅん》」です。生理が始まって間もないので周期《しゅうき》が安定しないですし、受験《じゅけん》や部活などストレスがかかる要素《ようそ》が多いのもあり、10代のうちは生理周期《しゅうき》が安定しているほうがめずらしいくらいです。

生理にまつわる悩《なや》みはずっと続《つづ》いていくものです

30代、40代になって生理の経験《けいけん》が長くなったら、悩《なや》みはなくなるのでしょうか？　実際《じっさい》のところ「悩《なや》みがなくなった！」という人はほとんどいないと思います。30代後半になると、少しずつ女性《じょせい》ホルモンの分泌《ぶんぴつ》が減《へ》っていく影響《えいきょう》で生理の様子が変わってきます。また、30代に入ってから「妊娠《にんしん》して赤ちゃんを産《う》みたい」と考えるなら、30代後半からは年々《ねんねん》妊娠《にんしん》の確率《かくりつ》が下がっていくので急がないといけません。40代からはさらに女性《じょせい》ホルモンの分泌《ぶんぴつ》が減《へ》り、閉経《へいけい》に向かうため、出血量《しゅっけつりょう》が減《へ》ったり、生理の間隔《かんかく》が空いたりします。誰《だれ》もが年齢《ねんれい》とともに見た目が変化《へんか》していくのと同じように、生理も変化《へんか》していくのが当然《とうぜん》というわけです。

きっと悩《なや》みのない人生を送る人はいないと思います。10代、20代、30代、40代と年齢《ねんれい》を重ねていくごとに、ちがった悩《なや》みが出てくるでしょう。それに合わせて生理の悩《なや》みも変化《へんか》していくと思っておいてください。それだけ生理は女性《じょせい》の人生そのものと関係《かんけい》が深いものなのです。

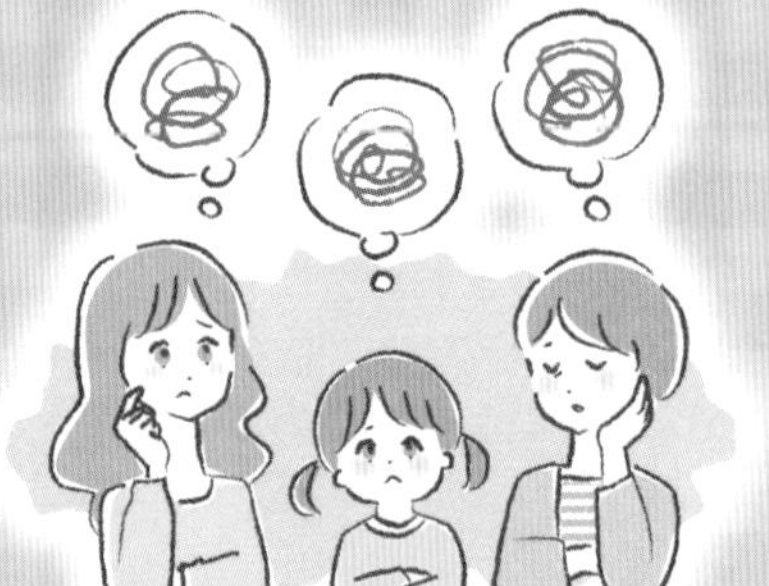

10代、20代、30代とそれぞれの年代でちがった悩《なや》みがあるものです。

必要《ひつよう》なときには専門家《せんもんか》に相談するのも大事！

生理のことや性《せい》に関《かん》することなど専門的《せんもんてき》な内容《ないよう》は、友だちや家族に聞いても解決《かいけつ》しないことがあります。そんなときには、やはり専門的《せんもんてき》な知識《ち しき》のある産婦人科《さんふじんか》のお医者さんに聞くのが安心ですし、スムーズに解決《かいけつ》します。

産婦人科《さんふじんか》と聞くと、妊娠《にんしん》した女性《じょせい》や大人の女性《じょせい》が通うところだと感じるかもしれませんが、女性《じょせい》なら年齢《ねんれい》を問わず生理のことや性《せい》のこと、性《せい》感染症《かんせんしょう》について、卵巣《らんそう》、子宮《しきゅう》のお悩《なや》みを相談できる女性《じょせい》のための病院だと思ってください。「産婦人科《さんふじんか》」だけでなく「婦人科《ふじんか》」や「レディースクリニック」でも同じように相談できますよ。

産婦人科《さんふじんか》をホームドクターに持ちましょう

あなたがまだ産婦人科《さんふじんか》を訪《おとず》れたことがないなら、おうちの近くで相談できそうなところを探《さが》してみてください。お母さんなどまわりで出産経験《しゅっさんけいけん》のある女性《じょせい》に産婦人科医《さんふじんかい》を紹介《しょうかい》してもらってもいいですね。

はじめて行くなら相談をするだけでも大丈夫《だいじょうぶ》。生理前に体の不調《ふちょう》が出やすい、試験《しけん》や旅行と重ならないように生理をずらしたいなどの相談であれば、診察《しんさつ》や検査《けんさ》はせず、話を聞かれるだけなことも。医師《いし》があなたの相談内容《ないよう》を聞いて診察《しんさつ》や検査《けんさ》が必要《ひつよう》であれば、最初《さいしょ》は説明《せつめい》を聞くだけにして、次回に診察《しんさつ》や検査《けんさ》を行ってもらうことも可能《かのう》です。

産《さん》婦《ふ》人《じん》科《か》ってどんなことをするの？

産婦人科《さんふじんか》では、相談について聞く「問診《もんしん》」、体の外側《そとがわ》からおなかの中の状態《じょうたい》を調べる「触診《しょくしん》」、膣《ちつ》から指や器具《きぐ》を入れて調べる「内診《ないしん》」のほか、血液検査《けつえきけんさ》や超音波検査《ちょうおんぱけんさ》などの検査《けんさ》ができます。いきなり内診《ないしん》を受けるのは、恥《は》ずかしいし怖《こわ》いかもしれません。10代でセックスの経験《けいけん》がない場合には、内診《ないしん》をせず、おなかの上からの超音《ちょうおん》波検査《ぱけんさ》で対応《たいおう》してくれることもあります。ただし、性感染症《せいかんせんしょう》の検査《けんさ》のときには内診《ないしん》も必要《ひつよう》です。産婦人科《さんふじんか》は予約制《よやくせい》のところが多いので、事前に電話で確認《かくにん》をしたほうがいいです。症状《しょうじょう》によっては生理中がいいこともあれば、生理が終わってからがいいこともあるので確認《かくにん》しておきましょう。気になる症状《しょうじょう》のほかに、最後《さいご》に生理が来た日やセックス経験《けいけん》を問診票《もんしんひょう》に書くことが多いです。内診《ないしん》をする可能性《かのうせい》があるときには服装《ふくそう》はスカートに。内診《ないしん》がなくてもワンピースよりは、上下わかれた服装《ふくそう》のほうがいいです。

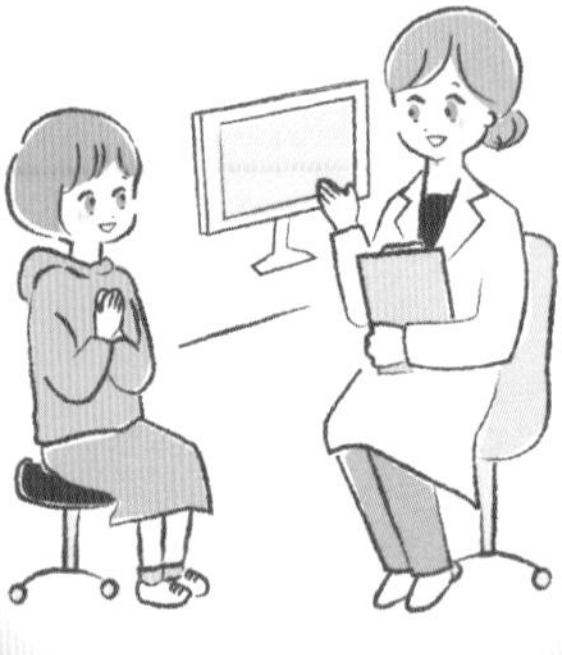

検査《けんさ》についての不安《ふあん》や疑問《ぎもん》なども相談できるような産婦人科医《さんふじんかい》を見つけておきましょう。

1章

生理についての基礎《きそ》知識《ちしき》

知っておきたい！「生理」のしくみ

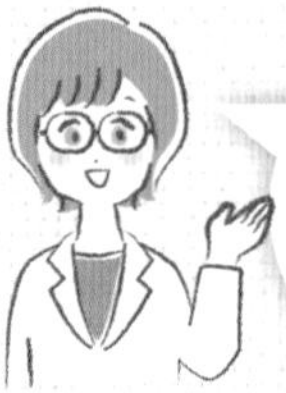

「生理」と聞くと、どんなことを想像《そうぞう》しますか？　血がたくさん出て処理《しょり》がめんどう？　おなかや頭が痛《いた》くなって大変《たいへん》？　そもそも生理って何のためにあるのでしょう。しくみについてお伝《つた》えしますね。

「生理」は女性《じょせい》にしか起きない妊娠《にんしん》のための現象《げんしょう》

思春期に入ると、女性《じょせい》の体の中では妊娠《にんしん》するための準備《じゅんび》が進められます。女性《じょせい》ホルモンのはたらきが活発になり、妊娠《にんしん》するためのしくみとして、生理が起きます。当然《とうぜん》女性《じょせい》の体にしか起きない現象《げんしょう》です。正式には「月《げっ》経《けい》」といいますが、この本の中では、よく使われる言い方として「生理」と呼《よ》びますね。

妊娠《にんしん》は人間が子孫《しそん》を残《のこ》すための大切なしくみですが、生理があれば誰《だれ》もが妊娠《にんしん》しなければならないわけではありません。妊娠《にんしん》して赤ちゃんを産《う》むか、子どもを持つかどうか、そしてその時期も、あなた自身がパートナーと一緒《いっしょ》に考えて、決めていいのです。中には「異性《いせい》でなく同性《どうせい》が恋愛対象《れんあいたいしょう》」「女性《じょせい》の体でいるのがつらい」という人もいるでしょう。あなたの大事な体をケアしながら、あなたらしい人生を歩んでいけるといいですね。

女性《じょせい》の内性器《ないせいき》

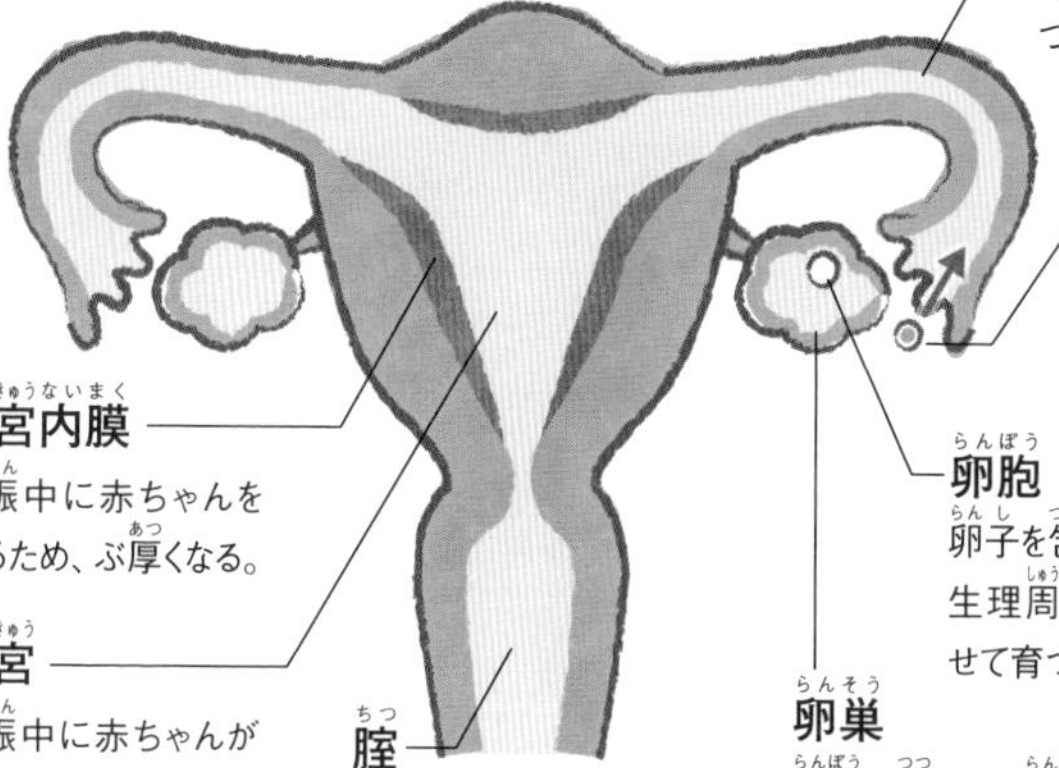
卵管《らんかん》 子宮《しきゅう》と卵巣《らんそう》をつなぐ管《くだ》。
卵子《らんし》 赤ちゃんのもとになる卵《たまご》。
子宮内膜《しきゅうないまく》 妊娠《にんしん》中に赤ちゃんを守るため、ぶ厚《あつ》くなる。
卵胞《らんぽう》 卵子《らんし》を包《つつ》む細胞《さいぼう》。生理周期《しゅうき》に合わせて育つ。
子宮《しきゅう》 妊娠《にんしん》中に赤ちゃんが育つベッドになる場所。
膣《ちつ》 生理の血液《けつえき》がここを通って体の外に出ていく。
卵巣《らんそう》 卵胞《らんぽう》に包《つつ》まれた卵子《らんし》が待機《たいき》している場所。

卵巣《らんそう》は2、3cmくらいの大きさです。子宮《しきゅう》はニワトリの卵《たまご》くらいのサイズですが、筋肉《きんにく》でできているので妊娠《にんしん》して赤ちゃんが育ってくると、30〜40cmにまでのびます。

生理はどうやって起きるの？

妊娠《にんしん》と生理には、女性《じょせい》ホルモンを出す**卵巣**《らんそう》、おなかの中で赤ちゃんが育つ**子宮**《しきゅう》、卵巣《らんそう》に「女《じょ》性《せい》ホルモンを出してね」と指令《しれい》を出している脳《のう》の視床下部《ししょうかぶ》にある**下垂体**《かすいたい》が関係《かんけい》しています。

左右にひとつずつある卵巣《らんそう》では、生理の周《しゅう》期《き》にあわせて**卵胞**《らんぽう》が育ち、卵胞《らんぽう》の中から**卵子**《らんし》が飛《と》び出すことを排卵《はいらん》といいます。生理が終わったあとから子宮《しきゅう》の内側《うちがわ》の子宮内膜《しきゅうないまく》は少しずつ厚《あつ》くなって赤ちゃんが育つためのベッドになる準備《じゅんび》をしています。排卵《はいらん》のタイミングで卵子《らんし》と精子《せいし》が出会わず妊娠《にんしん》が成立《せいりつ》しないと、子宮内《しきゅうない》膜《まく》のベッドは必要《ひつよう》なくなり、はがれた子宮内膜《しきゅうないまく》と血液《けつえき》が膣《ちつ》から流れてきます。これが生理です。

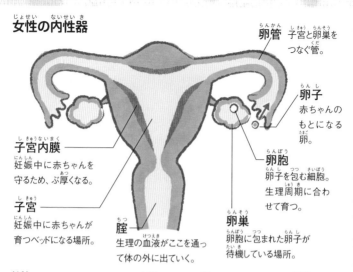

知っておきたい！生理のサイクル

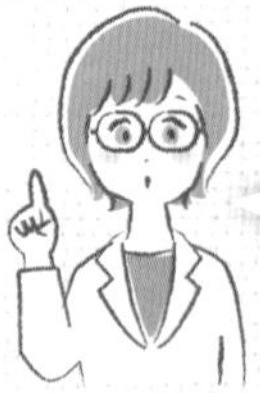

「生理は月に1回来るもの」というイメージがあるかもしれませんが、毎月同じ日にぴったり来るわけではありません。体の中では常《つね》に次の生理に向けた動きが起きていて、初経《しょけい》から閉経《へいけい》までくりかえします。

25～38日周期《しゅうき》でくりかえしていきます

生理の1日目から次の生理が来るまでの日数が、あなたの生理の周期《しゅうき》です。その日数は人によってもちがいますし、同じ人でも1週間くらいずれるのは当たり前ですが、25～38日の間におさまるのが普通《ふつう》です。「いつもぴったり28日で次の生理が来る」という人もいれば、「25日だったり、30日だったり、そのときによってちがう」という人も。妊娠《にんしん》などで一時的《てき》に生理が止まることもありますが、それ以外《いがい》のときには、閉経《へいけい》までの間、常《つね》に体の中で次の生理に向けたサイクルが動いているのです。

生理と生理の間の時期には、赤ちゃんの卵《たまご》になる卵《らん》子《し》が排卵《はいらん》されますし、妊娠《にんしん》に備《そな》えて子宮内膜《しきゅうないまく》が厚《あつ》くなるなど、見えないところでさまざまな変化《へんか》が起きています。その変化《へんか》に伴《ともな》って、体調にも変化《へんか》を感じることがあります。

生理周期《しゅうき》の進み方

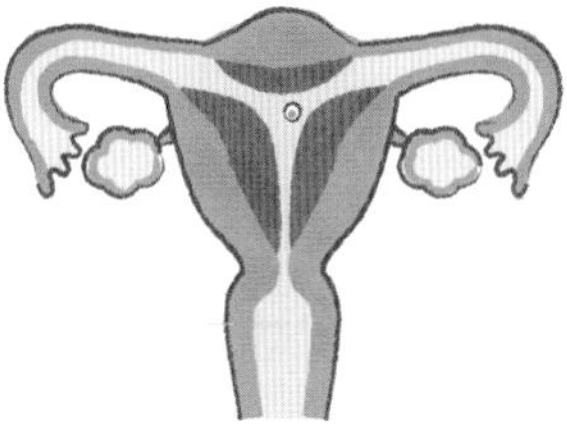

基礎《きそ》体温が高くなるため、体がほてった状態《じょうたい》になり、眠気《ねむけ》が強くなる人も。体がむくみやすくなる、イライラする、頭痛《ずつう》がするなどPMS（月経前症候群《げっけいぜんしょうこうぐん》）の症状《しょうじょう》が出る時期です。

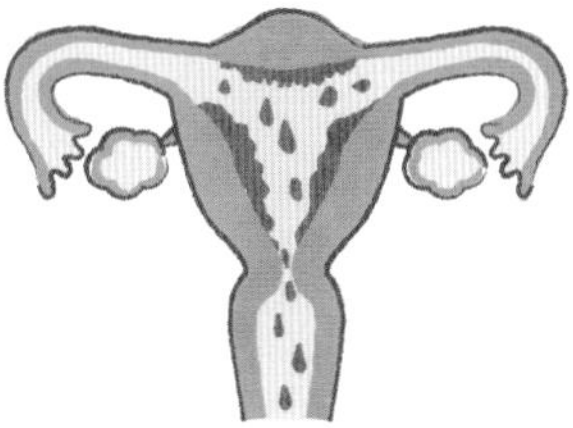

子宮内膜《しきゅうないまく》がはがれて、膣《ちつ》から血液《けつえき》とともに体の外に出てくる時期。生理痛《せいりつう》を感じて、おなかが痛《いた》くなったり、胸《むね》がはった感じになったりすることもあります。

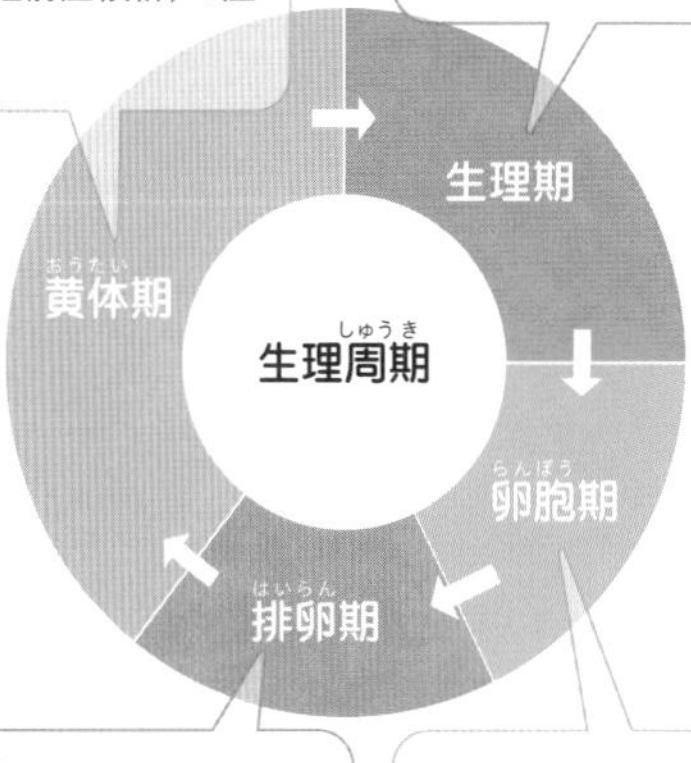

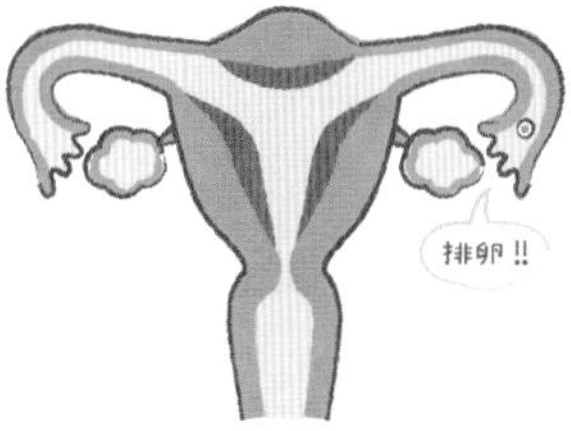

卵子《らんし》が卵管《らんかん》に向けて排出《はいしゅつ》されます。そのタイミングでおなかがチクチクと痛《いた》む「排卵痛《はいらんつう》」を感じることも。どろっとしたおりものが出たり、少量《しょうりょう》の出血があったりする人も。

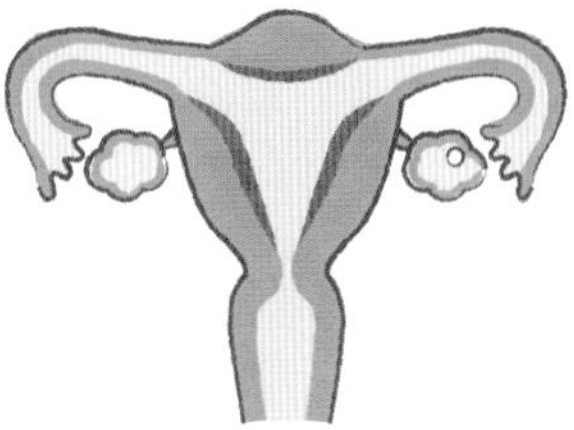

生理の出血が止まって活動しやすくなる時期。卵巣《らんそう》の中では、次の排卵《はいらん》に向けて、卵胞《らんぽう》が育っています。おなかが少しはるような感じがする人もいます。

知っておきたい！
生理周期《しゅうき》にあわせて
起きる変化《へんか》

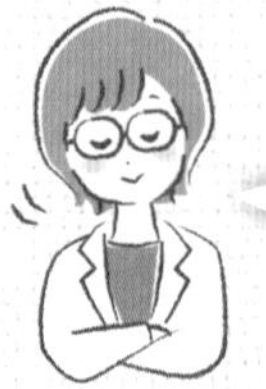

「生理」とは、一定の周期《しゅうき》で性器《せいき》から出血する現象《げんしょう》だけを指すのではありません。妊娠《にんしん》に備《そな》えるために、女性《じょせい》ホルモンの分泌量《ぶんぴつりょう》が増減《ぞうげん》し、それにあわせて体の中ではいろいろなことが起こっています。

ホルモン量《りょう》の変化《へんか》とともに体に変化《へんか》が現《あらわ》れます

生理のカギをにぎっているのはエストロゲンとプロゲステロンという2種類《しゅるい》の女性《じょせい》ホルモンです。生理のサイクルの中で、出血が起きる生理期にはどちらの女性《じょせい》ホルモンも分泌《ぶんぴつ》が少なめですが、排卵《はいらん》に向けた卵胞《らんぽう》期にはエストロゲンの分泌《ぶんぴつ》がぐっと増《ふ》えます。エストロゲンは精神状態《せいしんじょうたい》を安定させ、肌《はだ》のうるおいを守る、代謝《たいしゃ》をよくするなどのはたらきがあるため、この時期は心身とも好調《こうちょう》なことが多いです。ところがエストロゲンが減少《げんしょう》し、プロゲステロンが増加《ぞうか》する排卵《はいらん》後の黄体《おうたい》期になると、水分の代謝《たいしゃ》が悪くなるのでむくみやすくなり、肌荒《はだあ》れも。さらにはイライラが止まらないなど心身の不調《ふちょう》が起こりがちに。この2種類《しゅるい》の女性《じょせい》ホルモンの分泌量《ぶんぴつりょう》の増減《ぞうげん》によって、目に見える部分でもそうでない部分でも変化《へんか》が引き起こされます。

生理周期《しゅうき》にあわせて起きる変化《へんか》

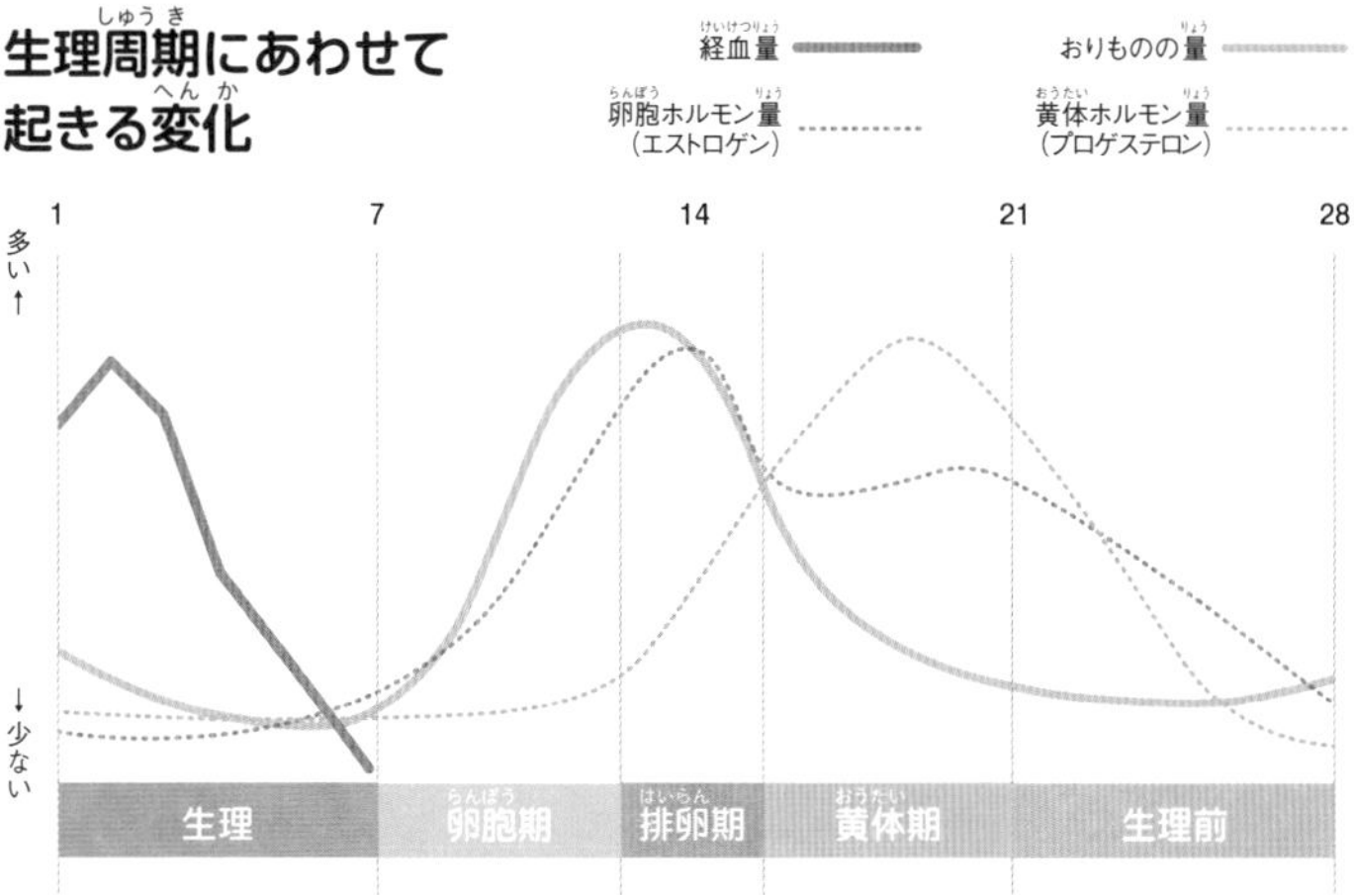

生理期間中、初日《しょにち》は出血量《しゅっけつりょう》がそこまで多くなく、2日目、3日目あたりに増《ふ》え、4日目以降《いこう》は減《へ》ってくるなどサイクルがあります。おりものの量《りょう》も生理周期《しゅうき》にあわせて変化《へんか》します。

思いがけない変化《へんか》がみられることも

生理期間中も、初日《しょにち》から終わりの日までずっと同じ出血量《しゅっけつりょう》ではなく変化《へんか》があります。また、生理期間中以外《いがい》には**おりもの**が出ますが、おりものの色や量《りょう》も生理のサイクルにあわせて変《へん》化《か》しているはずです。

中には何も変《か》わったように感じないという人もいますが、多くの女性《じょせい》が、生理のサイクルにあわせて、いつもとちがう体調の変化《へんか》を感じているでしょう。生理期間中におなかが痛《いた》くなる「生理痛《せいりつう》」はその代表だと思いますが、眠気《ねむけ》が増《ま》したり、逆《ぎゃく》に眠《ねむ》りにくくなったり、太りやすくなったりと、「まさかこれも生理サイクルの影響《えいきょう》？」と驚《おどろ》いてしまうような変化《へんか》が起きることもあるのです。

生理前・生理中は体調の変化《へんか》が出やすい時期

特《とく》に心身に変化《へんか》が出やすいのが、生理前と生理期間中です。生理が始まる3～10日前になると、女性《じょせい》ホルモンが変動《へんどう》する関係《かんけい》で、胸《むね》がはる、眠気《ねむけ》が強くなる、頭痛《ずつう》や体のだるさがある、つい食べすぎてしまうなどの体調の変化《へんか》のほか、イライラする、落ち着きがなくなるなど心の不調《ふちょう》も。また、生理中も下腹部《かふくぶ》の痛《いた》みのほかに、腰痛《ようつう》や頭痛《ずつう》、吐《は》き気、下痢《げり》、便秘《べんぴ》、貧血《ひんけつ》などの不調《ふちょう》を感じることがあります。

10代のうちはホルモンバランスが安定していないなどの理由から、生理前、生理中の不調《ふちょう》を強く感じることが多いです。20代以降《いこう》も、ストレスが強くかかったり、体を酷使《こくし》したりする環境《かんきょう》にあると、生理前、生理中の不調《ふちょう》が出やすくなります。また30代以降《いこう》は、生理前、生理中の不調《ふちょう》が子宮《しきゅう》・卵巣《らんそう》の病気とかかわることもあるので注意が必要《ひつよう》です。

生理前・生理中に起きがちな体調、心の変化《へんか》

生理前：

頭痛《ずつう》、眠気《ねむけ》が強い、ぐっすり眠《ねむ》れない、胸《むね》がはる、便秘《べんぴ》、腰痛《ようつう》、のぼせる、疲《つか》れやすい、体がだるい、食欲《しょくよく》が増《ま》す、体重が増《ふ》える、肌荒《はだあ》れがひどくなる、性器《せいき》がかゆい、アトピー性皮膚炎《せいひふえん》やアレルギーの症状《しょうじょう》が強くなる、鼻血が出やすくなる、歯ぐきが腫《は》れる、口内炎《こうないえん》ができる、歯が痛《いた》くなる、イライラしやすい、落ちこみやすい、周囲《しゅうい》の人にやつあたりしてしまう、集中できない、頭がぼーっとする、泣《な》きたくなる

生理中：

下腹部《かふくぶ》が痛《いた》い、腰痛《ようつう》、頭痛《ずつう》、吐《は》き気、胃痛《いつう》、食欲《しょくよく》がなくなる、下痢《げり》、貧血《ひんけつ》、体がむくむ、寒気がする、体がだるい

ムリをせずゆったりとすごすようにします

生理前や生理中の不調《ふちょう》は、生理があるうちはうまくつきあっていくことになりますが、日常《にちじょう》のすごし方によっては、つらさをやわらげることもできます。血行《けっこう》が悪くなると、不調《ふちょう》が出やすくなるので、できるだけ体を中からも外からもあたためてすごしましょう。P.70「生理を快適《かいてき》にすごしたい！おうちでできるケア」を参考《さんこう》にしてみてください。ストレスがたまると、血行《けっこう》が悪くなってしまうので、なるべくストレスがかからないようにゆったり生活することを心がけられるといいですね。

また、自分の生理周期《しゅうき》が定《さだ》まってきたら、生理前や生理中にあたりそうな期間には、なるべくたくさん予定を入れないように調整をする工夫《くふう》も大切です。

ただ、生理前や生理中の不調《ふちょう》があまりにもつらくて、日常《にちじょう》生活を送ることも難《むずか》しい場合は、産婦人科《さんふじんか》で相談をして治療《ちりょう》を受けることができます。「ガマンしなければならない」と思いこまず、少しでもラクにすごせる方法《ほうほう》をさがしてみましょう。

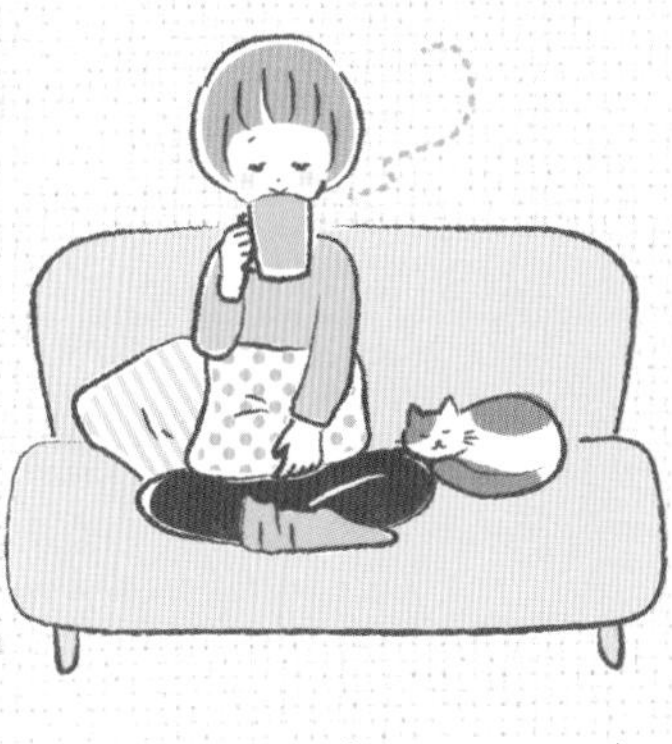

いつもよりも休む時間を増《ふ》やしたり、早めに寝《ね》るようにしたり、ゆったりした生活を心がけます。

知っておきたい！生理の「正常《せいじょう》な範囲《はんい》」

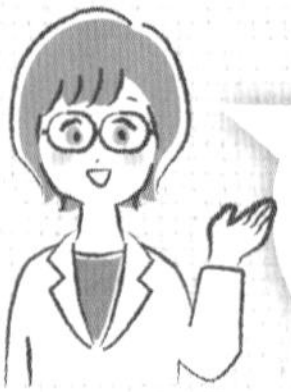

個人差《こじんさ》が大きい生理ですが、「このくらいが正常《せいじょう》な範囲《はんい》」という目安はあります。大人になってからも、季節《きせつ》やそのときの生活の様子などで変動《へんどう》するということ、そして正常《せいじょう》な範囲《はんい》を覚《おぼ》えておきましょう。

生理周期《しゅうき》は体調の影響《えいきょう》で変動《へんどう》する

10代のうちは、生理周期《しゅうき》が安定しないものですが、大人になってからでも、「風邪《かぜ》をひいた」「出かける機会《きかい》が多くて生活リズムが乱《みだ》れた」など、いつもとちがうことがあると、予定より2週間遅《おく》れて生理が始まることも。また、悩《なや》み事や失恋《しつれん》などショックな出来事《できごと》があると、妊《にん》娠《しん》の可能性《かのうせい》がないのに生理が1か月お休みになるのも珍《めずら》しいことではありません。生理がいつもより量《りょう》が少なく日数も短めで終わったり、逆《ぎゃく》にダラダラと長く続《つづ》いたりすることも、誰《だれ》にでも起きることです。それだけ生理はあなたの体調や心の影響《えいきょう》を受けやすいのです。

生理がいつもとちがうのは、体からの「疲《つか》れたよ〜」というサインだと受け止めて、寝不足《ねぶそく》が続《つづ》いていたり、栄養《えいよう》バランスが崩《くず》れていたりしていないか生活を振《ふ》り返ってみましょう。そして自分の体のケアを忘《わす》れずに。

どのくらいだったら慌《あわ》てなくてもいい？

生理1日目から次の生理までの周期《しゅうき》は、25～38日が普通《ふつう》と言われています。前の月よりも1週間早まったり、遅《おそ》くなったりは、よくあることなので妊娠《にんしん》の可能性《かのうせい》がなければ慌《あわ》てなくても大丈夫《だいじょうぶ》。次の月に周期《しゅうき》がもとに戻《もど》るように、生活を見直してみてくださいね。

周期《しゅうき》が25日より短い状態《じょうたい》を「**頻発月経**《ひんぱつげっけい》」といいます。3回以上《いじょう》頻発月経《ひんぱつげっけい》が続《つづ》くようなら、一度産婦人科《さんふじんか》で相談してみましょう。のどにある甲状腺《こうじょうせん》という器官《きかん》の病気の可能性《かのうせい》もあるので、産婦人科《さんふじんか》で調べてもらって何もないようであれば、大きい病院の内分泌外来《ないぶんぴつがいらい》で検査《けんさ》をしてもらいます。

反対に38日より周期《しゅうき》が長い状態《じょうたい》は「**稀発月経**《きはつげっけい》」です。稀発月経《きはつげっけい》の場合も、3回以上続《いじょうつづ》くようなら産婦人科《さんふじんか》で相談してみましょう。

妊娠《にんしん》していないのに3か月以上《いじょう》生理が来ない状態《じょうたい》は「**無月経**《むげっけい》」といいます。病気が原因《げんいん》とは限《かぎ》りませんが、そのままにしておくと子宮《しきゅう》が小さくなったり、女性《じょせい》ホルモンのはたらきが弱まって将来《しょうらい》の妊娠《にんしん》に影響《えいきょう》が出たりします。早めに産婦人科《さんふじんか》に行きましょう。

生理周期《しゅうき》が25日よりも短い

↓

頻発月経《ひんはつげっけい》

生理周期《しゅうき》が38日よりも長い

↓

稀発月経《きはつげっけい》

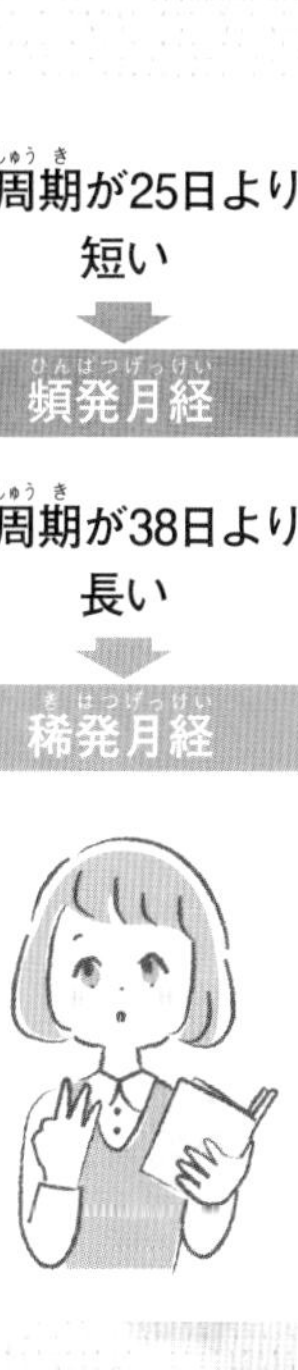

知っておきたい！自分だけの生理サイクル

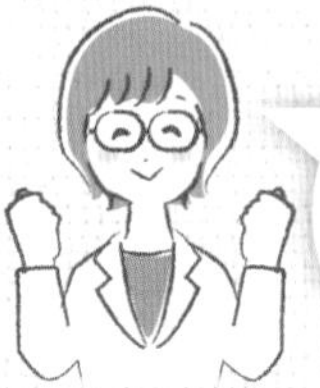

生理とのつきあいが長くなってくると「この時期にムリをすると、生理中がつらくなる」とわかってくることも。そうやって「こうすると生理前や生理中がラクだな」と思えるすごし方を見つけてくださいね。

生理とのつきあい方をつかんでおくとラクに

女性《じょせい》は生理前や生理中に体の不調《ふちょう》が出やすいものです。天気や季節《きせつ》の変《か》わり目も体調の変化《へんか》に気配りが必要《ひつよう》ですし、人によっては疲《つか》れがたまると出やすい症状《しょうじょう》もありますね。疲《つか》れると体が弱るのはだれにでもあることですし、体調不良《ふりょう》になることが悪いことではありません。ただ、自分の体がどんなときにどんな不調《ふちょう》が出やすいか知っておくと、「生理前のこの時期はなるべくムリをしないですごそう」と自分の体をいたわる時間をつくれるようになりますし、「この時期はお出かけの予定は入れないほうがいいな」とスケジュールも立てやすくなります。

いつどんな体の不調《ふちょう》が出やすいのかは、人によってちがうので、あなただけの体調変化《へんか》と生理のサイクルを見つけておけるといいですね。

生理カレンダー

JULY

月	火	水	木	金	土	日
			1	イライラ! だるい かゆい 2	3	4
5	6	おりもの (黄色) 7	生理 8	生理痛 薬 9	10	11
12	生理 おわり 13	14	15	16	★家族旅行→ 17	18
19	20	夏休み 21	おりもの 22	おりもの 23	24	25
雨 頭痛 だるい 26	27	28	29	イライラ! だるい かゆい 30	31	

生理カレンダーを作ってみましょう

自分の体調変化《へんか》と生理サイクルの関係《かんけい》を見つけるには、カレンダーにメモを記入するのがおすすめです。生理が来た日、生理が終わった日、おなかが痛《いた》い、便秘《べんぴ》になったなど不調《ふちょう》があった日、雨が降《ふ》った日などを3か月くらい記録《きろく》しつづけると、だんだんと「生理予定日の5日くらい前からイライラしやすい」「雨の日は頭痛《ずつう》が出やすい」など、自分の体調変化《へんか》と生理サイクルの関係《かんけい》を見つけることができます。

メモをするのは紙のスケジュール帳でもいいですし、スマホを使っている人はカレンダーのアプリでも構《かま》いません。生理の管理《かんり》をしてくれる無《む》料《りょう》のアプリもあり、そういったものを使うと次にいつごろ生理が来そうか予測《よそく》もしてくれます。

知っておきたい！「おりもの」って何？

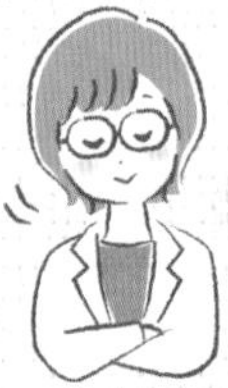

生理以外《いがい》のときに子宮《しきゅう》や膣《ちつ》から出るどろっとした分《ぶん》泌物《ぴつぶつ》を「おりもの」といいます。下着について不快《ふかい》な人もいるかもしれませんが、おりものには大切な役割《やくわり》があり、女性《じょせい》ホルモンや生理とも関係《かんけい》が深いです。

おりものは体の変化《へんか》を教えてくれるものです

おりものは、女性《じょせい》の体を守るものです。膣《ちつ》の中にはヨーグルトにも欠《か》かせない乳酸菌《にゅうさんきん》が住んでいます。膣《ちつ》内を酸性《さんせい》にして、体によくない細菌《さいきん》が入ってこないよう戦《たたか》ってくれた乳酸菌《にゅうさんきん》や子宮《しきゅう》、膣《ちつ》からの分泌物《ぶんぴつぶつ》がおりものです。膣《ちつ》内のうるおいを保《たも》ち、汚《よご》れを体の外に出すだけでなく、妊娠《にんしん》しやすい時期に精子《せいし》が子宮《しきゅう》の中にスムーズに到達《とうたつ》するのを助ける役割《やくわり》もあります。健康《けんこう》なおりものは白っぽいか半透明《はんとうめい》のクリーム状《じょう》で、乾《かわ》くと黄色っぽくなりますが、体の中にばい菌《きん》が入ってしまったときや病気のときには色やにおいが変《か》わります。体からのサインを知らせてくれる目安にもなるのです。

おりものの量《りょう》は個人差《こじんさ》がありますが、年齢《ねんれい》によっても変化《へんか》します。妊娠《にんしん》中は量《りょう》が増《ふ》えますし、40代以降《いこう》は少しずつ減《へ》っていきます。

生理周期《しゅうき》もおりものが教えてくれます

生理直後のおりものは、子宮《しきゅう》に残《のこ》っていた血液《けつえき》が一緒《いっしょ》に少量《しょうりょう》出てきて茶色や赤っぽくなることがあります。生理終了《しゅうりょう》後から排卵《はいらん》まではだんだん量《りょう》が増《ふ》え、排卵《はいらん》のタイミングにはどろっとした白っぽいおりものがたくさん出ることが。また排卵《はいらん》の時期には、少量血《しょうりょう》が混《ま》じった茶色や赤っぽいおりものが2、3日出ることも。これは**排卵《はいらん》期出血**といって誰《だれ》にでも起きるものです。そして生理前は、黄色いねばっとしたおりものが出やすくなります。

おりものは、においも個人差《こじんさ》があり、ヨーグルトのようなすっぱいにおいがするのが普通《ふつう》で、生理前には少しにおいが強くなります。

生理周期《しゅうき》のおりものの変化《へんか》

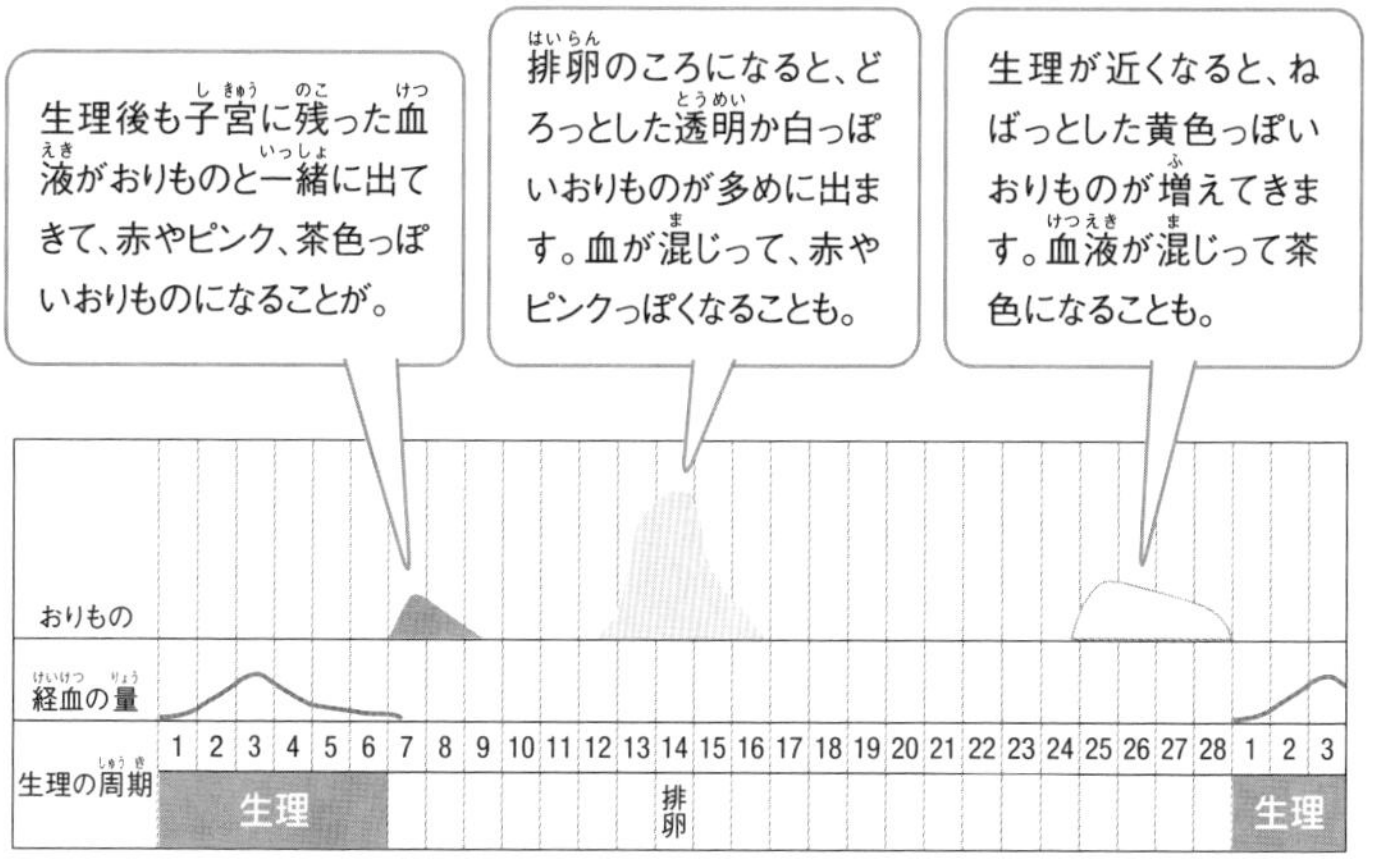
生理後も子宮《しきゅう》に残《のこ》った血液《けつえき》がおりものと一緒《いっしょ》に出てきて、赤やピンク、茶色っぽいおりものになることが。
排卵《はいらん》のころになると、どろっとした透明《とうめい》か白っぽいおりものが多めに出ます。血が混《ま》じって、赤やピンクっぽくなることも。
生理が近くなると、ねばっとした黄色っぽいおりものが増《ふ》えてきます。血液《けつえき》が混《ま》じって茶色になることも。
おりもの
経血《けいけつ》の量《りょう》
生理の周期《しゅうき》
1 2 3 4 5 6 7 8 9 10 11 12 13 14 15 16 17 18 19 20 21 22 23 24 25 26 27 28 1 2 3
生理
排卵
生理

周期《しゅうき》が28日で生理期が6日間の場合のおりものの変化《へんか》です。

知っておきたい！
経血量《けいけつりょう》について

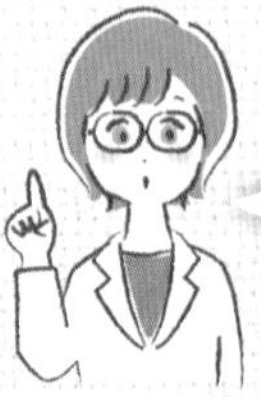

生理のときに膣《ちつ》から出る血液《けつえき》を「経血《けいけつ》」といいます。経血量《けいけつりょう》は時期や人によってもちがいます。あまりにも量《りょう》が多いと、もれが気になって落ち着かないですし、貧血《ひんけつ》も心配。どのくらいが普通《ふつう》の量《りょう》なのでしょう。

生理期間中、ずっと同じ量《りょう》の経血《けいけつ》が出るのではありません

1回の生理期間は3～7日が普通《ふつう》と言われています。何回か生理を経験《けいけん》するとわかってくると思いますが、生理1日目から最終日《さいしゅうび》までずっと同じ量《りょう》の経血《けいけつ》が出るわけではありません。だいたい1日目は少なめの量《りょう》で、人によっては赤い血液《けつえき》ではなく茶色っぽいことも。2、3日目は量《りょう》が多くなり、その後はだんだん減《へ》っていくのが一般的《いっぱんてき》な変化《へんか》です。1回の生理では20～140㎖くらいの出血量《しゅっけつりょう》があると言われています。

体調によって経血量《けいけつりょう》が多くなったり、少なくなったりするのはよくあることなので、次の生理からまたもとに戻《もど》るようなら心配しなくても構《かま》いません。ですが、あまりにも経血量《けいけつりょう》が多い状態《じょうたい》、または少ない状態《じょうたい》が2、3回続《つづ》くようであれば、一度産婦人科《さんふじんか》を受診《じゅしん》して何か病気がかくれていないか検査《けんさ》してもらったほうが安心です。

1日の経血量《けいけつりょう》だけでなく生理の期間もかかわります

昼用、多い日用のナプキンが1時間くらいで経血《けいけつ》でぐっしょりしてしまうなら量《りょう》が多いです。もれも気になると思いますが、貧血《ひんけつ》が心配ですし、病気がかくれている可能性《かのうせい》も。逆《ぎゃく》に初経《しょけい》から数年たっていても生理期間中ずっと1日1枚《まい》のナプキンですむ経血量《けいけつりょう》だと少ないです。体調によっては経血量《けいけつりょう》が少ないこともありますが、2、3回以上《いじょう》続《つづ》くようだと気になります。

また、初経《しょけい》から数年は練習期間なので、生理が1、2日で終わっても定期的《てき》に来るなら様子を見て大丈夫《だいじょうぶ》。期間が短いのも長いのも、ホルモンのはたらきが弱っていればあることですが、2、3回続《つづ》くなら産婦人科《さんふじんか》に行って相談を。

血液《けつえき》のかたまりが出ることもあります

経血《けいけつ》と一緒《いっしょ》に血のかたまりが出てくることがあります。小指の先くらいのかたまりが2、3個《こ》出るくらいならよくあることなので気にしなくていいです。100円玉くらいの大きさのかたまりが何度も出るようであれば、一度産婦人《さんふじん》科《か》に行って何か病気がかくれていないか診察《しんさつ》してもらったほうがいいでしょう。

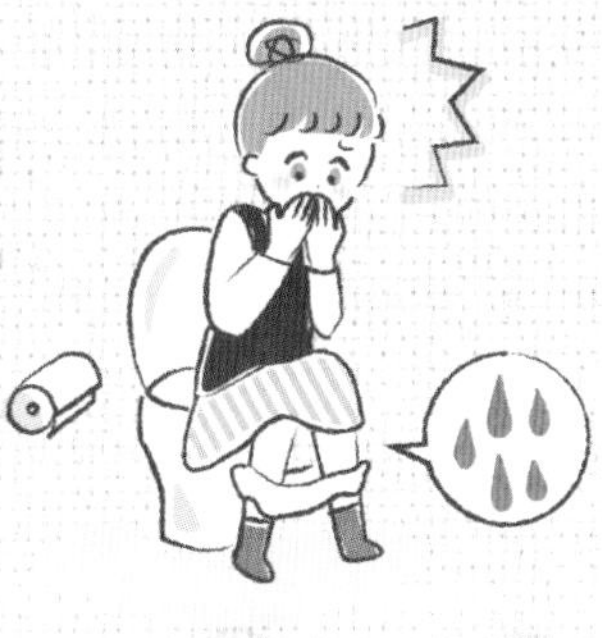

生理用品を上手に使いこなしましょう

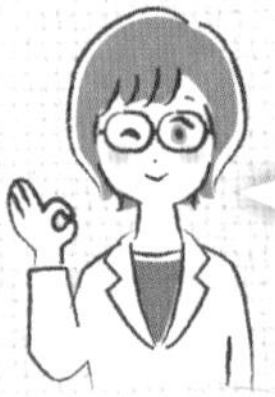

みなさんが最初《さいしょ》に出会う生理用品はナプキンでしょうか。ナプキンだけでも、大きさや機能《きのう》、素材《そざい》などいろいろな種類《しゅるい》があります。新しい生理用品も登場してくるので自分に合うものを活用してくださいね。

生理中、少しでも快適《かいてき》にすごせるように

薬局やスーパーに行くと、とてもたくさんの**生理用ナプキン**があるのがわかると思います。ショーツからずれにくい羽つきのもの、経血量《けいけつりょう》が多い日、寝《ね》ている間も安心な大きいサイズのもの。最近《さいきん》はショーツ型《がた》のナプキンも。量《りょう》が多い日やスポーツをするときには、**タンポン**や**月経《げっけい》カップ**など膣《ちつ》に入れる生理用品を使う人もいます。また、**サニタリーショーツ**という防水素材《ぼうすいそざい》や、吸《きゅう》水素材《すいそざい》を使った生理中にはくための下着もあります。

肌《はだ》が弱い人は、生理中はさらに肌《はだ》が敏感《びんかん》になって、ナプキンやショーツでかぶれてしまうことがあります。肌《はだ》にやさしい素材《そざい》を使った商品もあるので、自分に合うものを探《さが》してみましょう。コンビニでは薬局より少ない枚《まい》数《すう》入りのナプキンも売られているので、お試《ため》し用におすすめです。

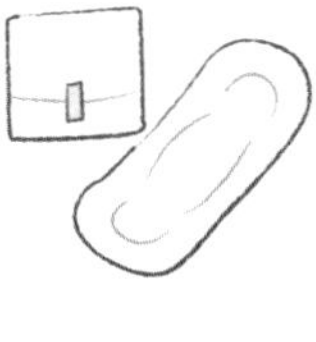

生理用ナプキン

昼用、多い日用、夜用などさまざまなサイズや形のものが。羽なしのものと、ショーツからずれにくい羽つきのものがある。

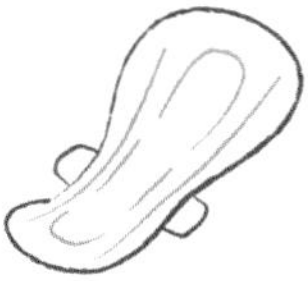

多い日用・夜用

経血《けいけつ》をたくさん吸《す》い取れるようにおしりに向かってサイズが大きくなっている。自分に合ったサイズや形を探《さが》してみて。

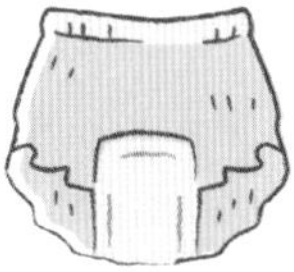

ショーツ型《がた》

ショーツとナプキンが一体になっている。おしり全体がナプキンでガードされるので寝《ね》ている間のもれやずれの心配がない。

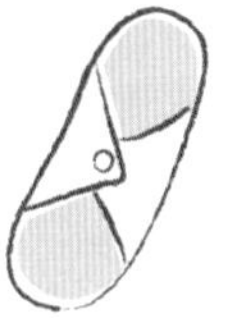

布《ぬの》ナプキン

布《ぬの》でできたナプキン。洗《あら》ってくりかえし使うことができる。紙製《かみせい》のナプキンだとどうしてもかぶれる人は選択肢《せんたくし》のひとつに。

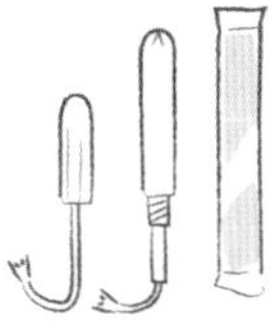

タンポン

膣《ちつ》に入れて、体の中で経《けい》血《けつ》を吸収《きゅうしゅう》する。正しい位《い》置《ち》に導《みちび》くアプリケーターつきのタイプと指で膣《ちつ》に入れるフィンガータイプが。

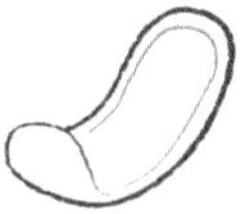

おりものシート

生理期間以外《いがい》に使えるおりものを吸《す》い取ってくれるシート。おりもので下着が濡《ぬ》れたり汚《よご》れたりするのを防《ふせ》いでくれる。

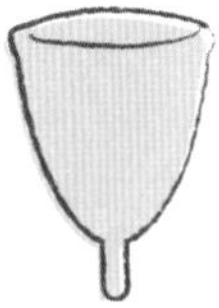

月経《げっけい》カップ

シリコンでできたカップ状《じょう》の生理用品。膣《ちつ》の中に入れて、カップ内に経血《けいけつ》をためることができる。使うのに少し難易度《なんいど》が高い。

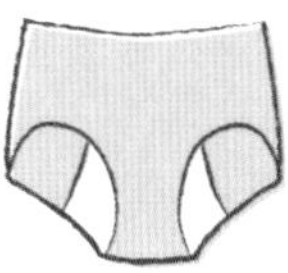

サニタリーショーツ

ナプキンをあてる部分が二重《にじゅう》になっていて防水素《ぼうすいそ》材《ざい》が使われているショーツ。経血《けいけつ》を吸収《きゅうしゅう》する素材《そざい》が使われているものも増《ふ》えている。

ナプキンのつけ方

ナプキンを包《つつ》んでいるパッケージをはがし、テープがついているほうをショーツに貼《は》りつけます。前と後ろをまちがえないようによく確《かく》認《にん》しましょう。

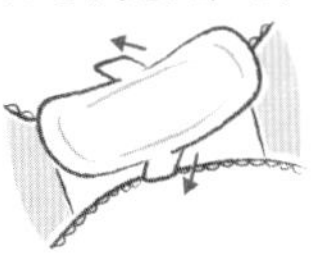

捨《す》てるときは…

肌《はだ》にふれるほうを内側《うちがわ》にして巻《ま》き、ナプキンを包《つつ》んでいる紙かトイレットペーパーでくるんで経血《けいけつ》が見えないようにして捨《す》てます。トイレに流すのはNG。

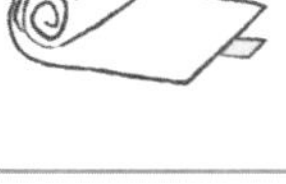

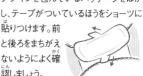

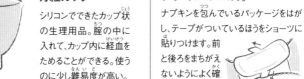

「初経《しょけい》」について

はじめての生理のことを「初経《しょけい》」といいます。「初潮《しょちょう》」と呼《よ》ぶこともあります。いきなりはじまるのでびっくりするかもしれません。これから初経《しょけい》を迎《むか》えるみなさんに知っておいてほしいことがいくつかあります。

15歳《さい》くらいまでに初経《しょけい》が来る人がほとんど

人それぞれ体の成長《せいちょう》のスピードがちがうので、初経《しょけい》が来るタイミングもそれぞれです。早い人では8、9歳《さい》ごろに来ることもありますが、ゆっくりな人も。まわりの友だちが「もう生理になった」と聞くとあせってしまうかもしれませんが、体の中ではがんばって初経《しょけい》の準備《じゅんび》をしているところだと思うので、15歳《さい》くらいまでは待ってみてください。もし、卒業《そつぎょう》をひかえた中3の春休みになっても初経《しょけい》が来ないようなら、一度お医者さんに相談してみるといいでしょう。

いきなり真っ赤な血液《けつえき》が下着につくことはあまりなく、初《しょ》経《けい》のときには「下着に茶色っぽいシミがついているのにトイレで気づいて慌《あわ》てた」という人が多いです。下着についた血《けつ》液《えき》のシミは洗面所《せんめんじょ》やおふろで洗《あら》えば落ちるので安心してくださいね。

初経《しょけい》から2~3年は練習期間のようなもの

通常《つうじょう》は生理と生理の間は25~38日ですが、初経《しょけい》から2~3年は「練習期間」なので、2~3か月に1回だったり、人によっては初経《しょけい》から次の生理まで半年~1年空いたりも。長く期間が空くと心配になるかもしれませんが、体の中では次の生理に向けて一生懸命《いっしょうけんめい》準備《じゅんび》を進めているはずなので、待っていてください。

初経《しょけい》からしばらくは出血量《しゅっけつりょう》も少なく、日数も2、3日程度《ていど》で終わることが。練習期間のうちに生理用ナプキンのつけ方やトイレでの交換《こうかん》の方法《ほうほう》などを練習しておけるといいですね。

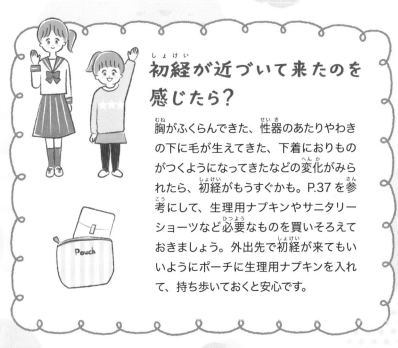

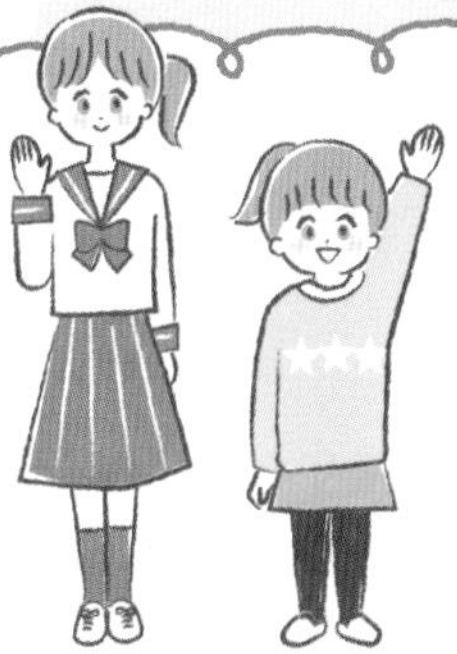

初経《しょけい》が近づいて来たのを感じたら?

胸《むね》がふくらんできた、性器《せいき》のあたりやわきの下に毛が生えてきた、下着におりものがつくようになってきたなどの変化《へんか》がみられたら、初経《しょけい》がもうすぐかも。P.37を参《さん》考《こう》にして、生理用ナプキンやサニタリーショーツなど必要《ひつよう》なものを買いそろえておきましょう。外出先で初経《しょけい》が来てもいいようにポーチに生理用ナプキンを入れて、持ち歩いておくと安心です。

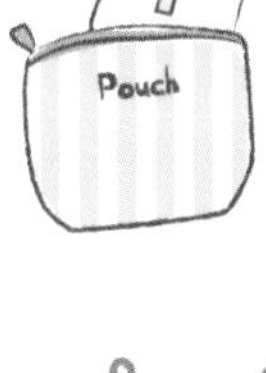

初経《しょけい》が来たらどうしたらいいの？

下着に茶色やうすいピンクの汚《よご》れがついていたら初経《しょけい》の合図です。もし、学校で初経《しょけい》になったときは、保健室《ほけんしつ》に行って先生に伝《つた》えましょう。学校の保健室《ほけんしつ》には生理用ナプキンが用意されていますよ。外出先で、まわりに助けてもらえる友だちや大人の女性《じょせい》がいなければ、トイレットペーパーを重ねて下着にあてておけばなんとかなります。コンビニや薬局で生理用ナプキンを買えたら、近くのトイレで下着につけましょう。

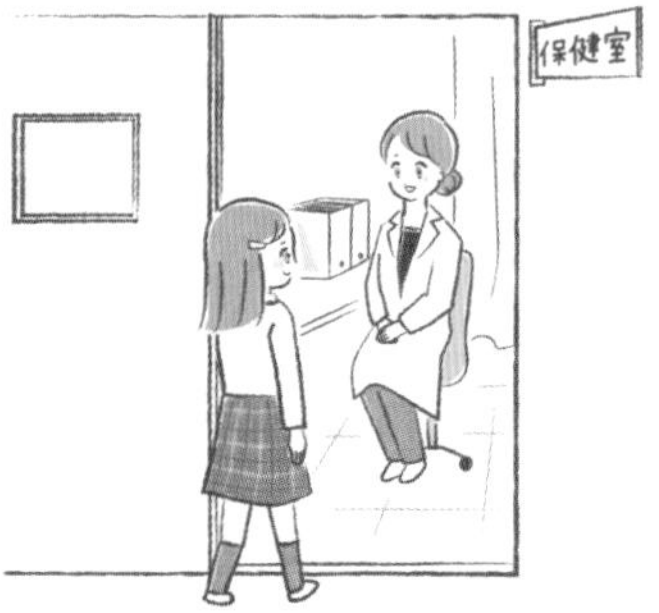

大人に向かう準備《じゅんび》が始まった合図と受け取りましょう

初経《しょけい》を迎《むか》えるのはどんな気持ちでしょうか？ うれしい人もいれば、恥《は》ずかしく感じる人、なんだか嫌《いや》な気持ちになる人、それぞれだと思います。将来《しょうらい》、妊娠《にんしん》や出産《しゅっさん》をするかは別《べつ》として、初経《しょけい》が来るということは、あなたの体が成長《せいちょう》している証拠《しょうこ》です。体だけでなく心も大人に向けて、成長《せいちょう》していくステップのひとつだと思ってもらえたらうれしいです。

生理の様子などで気になることや心配なことがあれば、お医者さんに相談するのが一番。お母さんや身近な大人の女性《じょせい》が通っているところでもいいので、初経《しょけい》をきっかけに、かかりつけの産婦人科《さんふじんか》を見つけておきましょう。

2章

生理にまつわる悩《なや》みとケア

「生理」は変化《へんか》していくもの

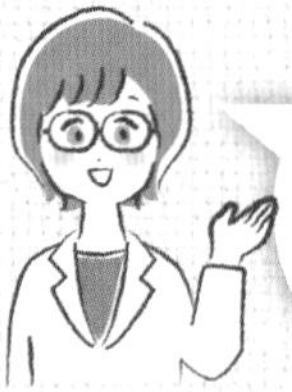

生理は女性《じょせい》の人生にぴったりとよりそっていくもの。年齢《ねんれい》とともに外見や考え方が変《か》わっていくように、生理の様子も変化《へんか》していきます。年代ごとに生理はどのように変化《へんか》していくのでしょうか。

ライフスタイルの変化《へんか》は生理の変化《へんか》に直結《ちょっけつ》する

進学、就職《しゅうしょく》、結婚《けっこん》などだれもが生きていく中でライフスタイルが変《か》わる節目《ふしめ》を何度も経験《けいけん》するはずです。ライフスタイルの変化《へんか》はうれしい面もありますが、今までと環境《かんきょう》が変《か》わることに不安《ふあん》や緊張《きんちょう》もあるものです。そんな節目《ふしめ》の時期には、急に生理の周期《しゅうき》が乱《みだ》れたり、生理前や生理中の体調不良《ふりょう》が激《はげ》しくなったりすることも珍《めずら》しくありません。あなたの体や心の動きをくっきりと映《うつ》し出すのが生理だからです。

そんなライフスタイルの変化《へんか》に加《くわ》えて、女性《じょせい》ならではの7年ごとの体の変化《へんか》がミックスされることで生理の様子はどんどん変《か》わっていきます。人間は変《か》わっていくのが当たり前なのですから、女性《じょせい》の人生と直結《ちょっけつ》している生理も変《か》わっていって当然《とうぜん》ということかもしれないですね。

年代ごとによくみられる生理の変化《へんか》

10代

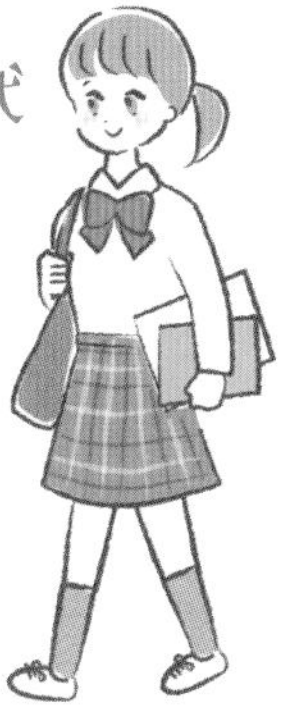

受験《じゅけん》や部活など強いストレスがかかるライフイベントが多く、生理にも影響《えいきょう》が。ホルモンバランスも安定していないため、生理周《しゅう》期《き》が乱《みだ》れる要因《よういん》が多い時期。

20代

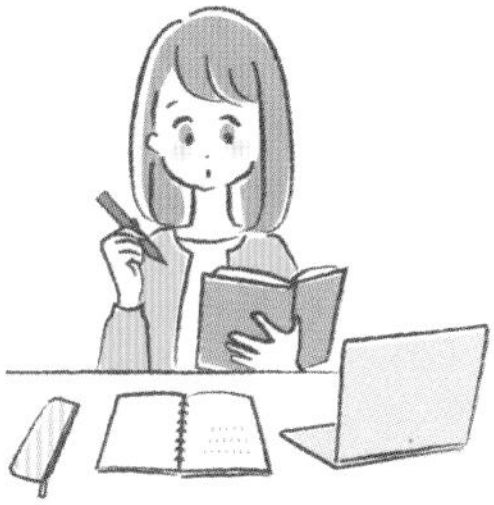

大学生の間は授業《じゅぎょう》の課題《かだい》やアルバイト、友《とも》だちづきあいなどで多忙《たぼう》。体力がある年代なので寝不足《ねぶそく》でも無理《むり》をして、生理周《しゅう》期《き》の乱《みだ》れや生理前、生理中の不調《ふちょう》につながる。

30代

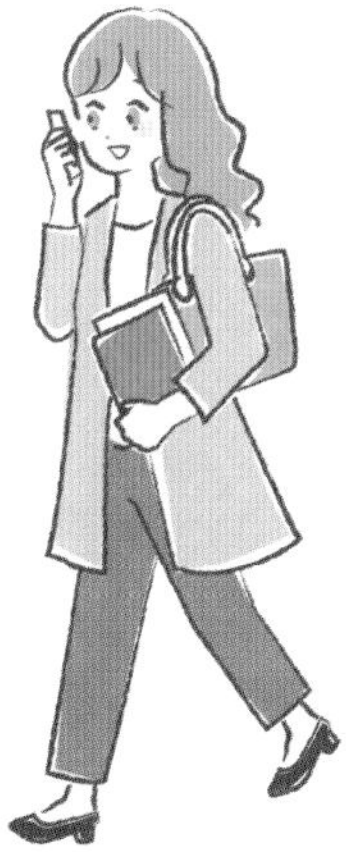

子宮《しきゅう》や卵巣《らんそう》のトラブルが起因《きいん》となって生理痛《せいりつう》が強くなったり、不《ふ》正《せい》出血があったりすることが。また出産《しゅっさん》でホルモンバランスが変《へん》化《か》することで生理の様子が変《か》わる可能性《かのうせい》も。

40代

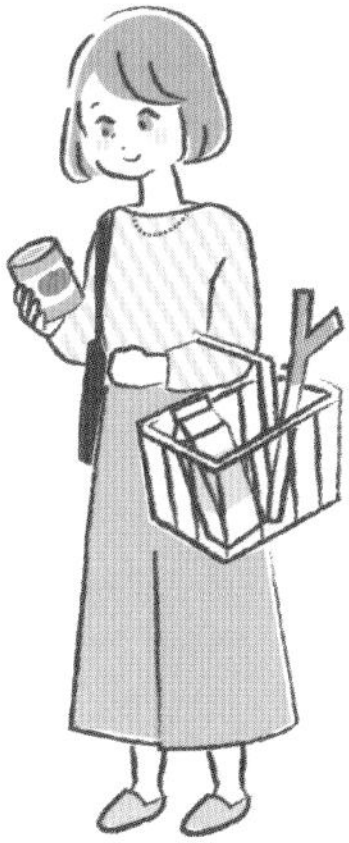

家庭、仕事、子育て、介護《かいご》などさまざまな面で忙《いそが》しく、自分のケアが後回しになりがちだが、閉経《へいけい》に向かって女性《じょせい》ホルモンの分泌《ぶんぴつ》量《りょう》が減少《げんしょう》し、これまでにない不調《ふちょう》を感じることが。

心と体と生理はつながっています

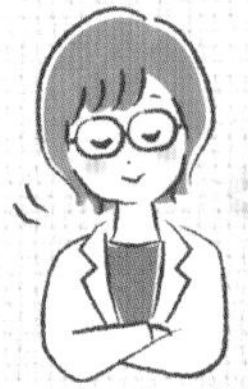

女性《じょせい》の体調や心の動きと生理は密接《みっせつ》な関係《かんけい》があります。生理周期《しゅうき》がずれたとき、生理前や生理中の不調《ふちょう》がいつもよりつらいときは、振《ふ》り返ってみると、体にとってしんどい生活をしていたのかも。

日常《にちじょう》の中の出来事《できごと》で生理は変化《へんか》するものです

生理の周期《しゅうき》がずれる原因《げんいん》でよくあるのは、「寝《ね》る時間が遅《おそ》いことが続《つづ》いている」「睡眠《すいみん》時間が短い」「ダイエットなどで食べる量《りょう》が少ない」「長期の休みや年末《ねんまつ》年始、旅行などで生活リズムがいつもとちがっている」「忙《いそが》しくて疲《つか》れがたまっている」「受験《じゅけん》や仕事、家庭や人間関係《かんけい》のトラブルでストレスがたまっている」「スポーツをしていてハードな練習が続《つづ》いている」「運動不《ぶ》足《そく》の生活が続《つづ》いている」「大切な人を失《うしな》うなどショックなことがあった」などです。人生の中で、これらの経験《けいけん》がひとつもないなんてありえないですよね。特《とく》に学生の間は、テスト勉強や受験《じゅけん》、進級や進学による環境《かんきょう》の変化《へんか》、部活など生理が乱《みだ》れる原因《げんいん》がいくつもあります。生理がいつもどおりに来ないことは誰《だれ》にでもあることだと覚《おぼ》えておきましょう。

生理周期《しゅうき》が乱《みだ》れる原因《げんいん》になる出来事《できごと》

新学期	クラス替《が》えで新しい人間関係《かんけい》ができたり、カリキュラムが変《か》わったり、新しい生活に心も体も疲《つか》れやすい時期。
長期休みのあと	ゴールデンウイーク明けや夏休み、冬休みのあとは長い休みで生活リズムが変《か》わっていることが。
文化祭などのイベント	準備《じゅんび》などで忙《いそが》しく、寝不足《ねぶそく》になってしまうと生理にも影響《えいきょう》。
受験《じゅけん》	ストレスが強くかかるのに加《くわ》えて、運動不足《ぶそく》にもなりやすく、生理が止まってしまう人も。
転職《てんしょく》、異動《いどう》	仕事内容《ないよう》が変《か》わる、人間関係《かんけい》が変《か》わるなどの変化《へんか》に慣《な》れるために心も体も疲弊《ひへい》。
夏	暑さで食欲《しょくよく》がなくなり、冷《つめ》たい飲み物やアイスばかりを口にしていると栄養不足《えいようぶそく》に。
季節《きせつ》の変《か》わり目	特《とく》に冬から春、夏から秋は体の不調《ふちょう》が出る人が多く、生理にも変化《へんか》がみられることが。
結婚《けっこん》	パートナーとの同居《どうきょ》のために引っ越《こ》したり、結婚式《けっこんしき》の準備《じゅんび》があったりと多忙《たぼう》。パートナーとの新生活も慣《な》れないことが多い。
育児《いくじ》	出産《しゅっさん》で体力を奪《うば》われるのに加《くわ》え、はじめての子育ては慣《な》れないことの連続《れんぞく》で産後《さんご》の生理再開《さいかい》が遅《おく》れることも。受験《じゅけん》など子どものイベントがあると親の出番も多く、生理が乱《みだ》れやすい。
胃薬《いぐすり》や花粉症《かふんしょう》、精神科《せいしんか》の薬を飲んでいるとき	胃薬《いぐすり》、花粉症《かふんしょう》の薬、心の不調《ふちょう》で精神科《せいしんか》で処方《しょほう》してもらう薬の中には、排卵《はいらん》が起きづらくなる副《ふく》作用のあるものが。長い期間飲む薬で、3か月以上《いじょう》生理が止まってしまったときは薬剤師《やくざいし》や主治医《しゅじい》に薬を変《か》えられるか相談を。

季節《きせつ》の変化《へんか》が原因《げんいん》になるのは意外かもしれませんね。毎年同じ時期に生理が乱《みだ》れる人は季節《きせつ》の変化《へんか》がストレスになっているのかも。また、胃薬《いぐすり》や花粉症《かふんしょう》の薬など飲む機会《きかい》の多い薬に排卵《はいらん》に影響《えいきょう》する成分《せいぶん》が入ってくることも。思いあたることがあれば医師《いし》に相談してみましょう。

生理不順《ふじゅん》で悩《なや》んでいます！

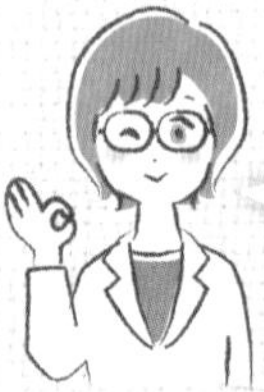

25～38日ごとに生理が来るのが普通《ふつう》ですが、周期《しゅうき》がそれより短かったり、長かったりするのが「生理不順《ふじゅん》」です。生理不順《ふじゅん》になる原因《げんいん》はさまざまですが、生活を見直すと周期《しゅうき》がもとに戻《もど》ることも多いです。

周期《しゅうき》が25～38日に入らないのが「生理不順《ふじゅん》」の状態《じょうたい》

通常《つうじょう》の生理周期《しゅうき》である25～38日に入らずに次の生理が来ることを「**生理不順《ふじゅん》**」といいます。25～38日以内《いない》であれば、いつもと周期《しゅうき》がちがっていても、心配しなくて構《かま》いません。月によって周期《しゅうき》がずれるのは誰《だれ》でもあることです。

10代のうちは生理の初心者《しょしんしゃ》で周期《しゅうき》が安定しないのが当たり前。生理と生理の間が38日以上《いじょう》空くのもよくあることです。ただ、初経《しょけい》からすでに3年以上《いじょう》たっているのに、年に1、2回しか生理が来ないようであれば産婦人科《さんふじんか》で相談したほうがいいでしょう。必要《ひつよう》があれば薬を飲むなどの治療《ちりょう》をします。「受験《じゅけん》の時期だった」「友《とも》だち関係《かんけい》でトラブルがあった」など明らかにストレスがかかるような出来事《できごと》に心当たりがある場合は、また周期《しゅうき》が正常《せいじょう》の範囲《はんい》に戻《もど》るか様子をみます。

Q ダイエットしたら生理が止まってしまいました

A やせすぎは将来《しょうらい》の妊娠《にんしん》にも影響《えいきょう》が出ることが

若《わか》い女性《じょせい》では、過剰《かじょう》なダイエットで体が栄養《えいよう》不足《ぶそく》になり、生理が止まってしまうことがとても多いです。体型《たいけい》を気にしてやせたい気持ちはわかるのですが、体が栄養不足《えいようぶそく》になると髪《かみ》が抜《ぬ》けたり、肌《はだ》が荒《あ》れたりもします。また生理が止まった状態《じょうたい》が長く続《つづ》くと、子宮《しきゅう》が小さくなって将来《しょうらい》の妊娠《にんしん》にも影響《えいきょう》しますし、女性《じょせい》ホルモンのはたらきが弱くなって、将来骨折《しょうらいこっせつ》しやすくなったり、髪《かみ》が薄《うす》くなったりすることもあるのです。

肥満度《ひまんど》を表すBMIという指数があります。体重(kg)÷身長(m)÷身長(m)で計算し、BMIが18・5〜25未満《みまん》が普通《ふつう》体重とされています。BMIが18・5未満《みまん》になると生理が止まりやすくなります。やせすぎてしまっているときは、ダイエットは一度お休みをしたほうがいいサインです。3か月以上《いじょう》生理が止まっていた場合は、産婦人科《さんふじんか》で相談をして、生理が来るための薬をもらったほうが安心です。

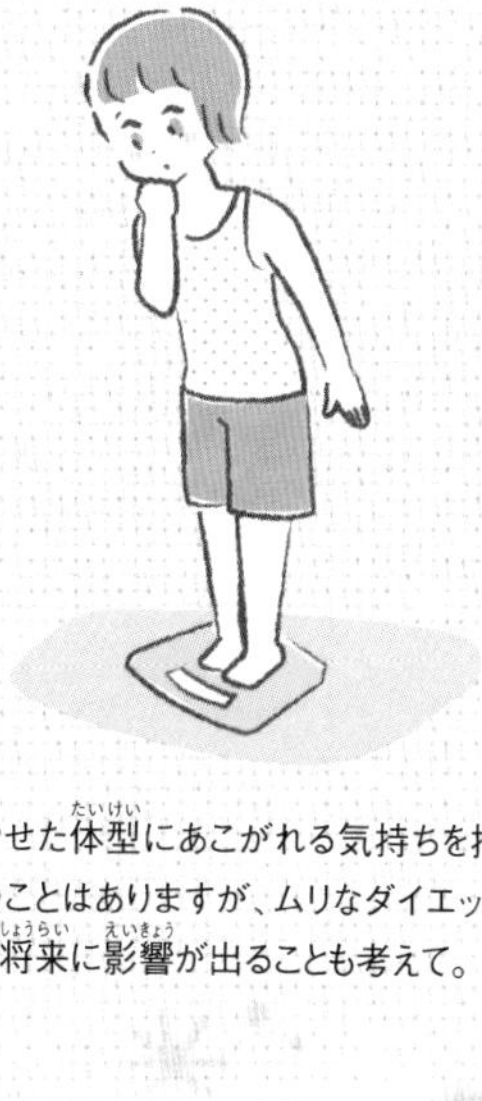

やせた体型《たいけい》にあこがれる気持ちを持つことはありますが、ムリなダイエットで将来《しょうらい》に影響《えいきょう》が出ることも考えて。

Q 生理不順《ふじゅん》だと将来《しょうらい》妊娠《にんしん》しにくくなりますか？

A 10代の生理不順《ふじゅん》は影響《えいきょう》ないと言われています

生理不順《ふじゅん》だと排卵《はいらん》の時期が予測《よそく》できないため、不妊治療《ふにんちりょう》を受けずに妊娠《にんしん》をするのが難《むずか》しい可能性《かのうせい》がありますが、それは今すぐ妊娠《にんしん》したいと考える人についてです。10代のうちは生理不順《ふじゅん》でも、将来《しょうらい》の妊娠《にんしん》のしやすさには影響《えいきょう》がないと言われています。

ただ、25日よりも短い周期《しゅうき》が続《つづ》く場合は、排卵《はいらん》が起きていない可能性《かのうせい》があるため、10代のうちから治療《ちりょう》を受けたほうがいいです。

Q 生理の周期《しゅうき》を戻《もど》すには何をすればいいですか？

A 脳《のう》や体をリラックスさせ血流がよくなる生活を

寝不足《ねぶそく》が続《つづ》いていたなら少しでも早く寝《ね》る、食べないダイエットをしていたなら必要《ひつよう》な栄養《えいよう》をとるなど、周期《しゅうき》が乱《みだ》れる原因《げんいん》に心あたりがあれば見直しましょう。また、寝不足《ねぶそく》やストレスがたまるなどで脳《のう》が疲《つか》れると、卵巣《らんそう》に「女性《じょせい》ホルモンを出してね～」と、うまく指令《しれい》が出せません。リラックスする時間を持ち、血流がよくなるように体をあたためたり、ストレッチなどをしたりするのも、大切なことです。

Q どのくらい周期《しゅうき》が乱《みだ》れたら病院に行くべきですか？

A 周期《しゅうき》が長いのも短いのも3か月以上《いじょう》続《つづ》くなら受診《じゅしん》するのが安心

周期《しゅうき》が短いのも長いのも、1回くらいはよくあることです。今までは定期的《てき》に生理が来ていて、妊娠《にんしん》の可能性《かのうせい》もないのに急に3か月以上《いじょう》止まってしまったときは、産婦人科《さんふじんか》で相談したほうがいいです。ずっと止まっているわけではないけれど、次の生理までの間隔《かんかく》が39日以上《いじょう》空いてしまうのも、3回以上続《いじょうつづ》くようなら相談を。病気がかくれている可能性《かのうせい》もありますが、自分でも思いもよらないことが原因《げんいん》で、排卵《はいらん》がスムーズにできなくなっている場合があります。24日以内《いない》に生理が来るのも初経《しょけい》を迎《むか》えたばかりの10代や閉経《へいけい》が近い年代ではよくあることですが、3回以上続《いじょうつづ》くなら受診《じゅしん》をします。

生理周期《しゅうき》をずらすことはできますか？

次の生理が来るあたりに出かけるイベントや旅行、試験《しけん》が重なっているのは不安《ふあん》ですよね。そんなときは、産婦人科《さんふじんか》でピルという女性《じょせい》ホルモンのお薬をもらって周期《しゅうき》をずらすことができます。生理を早める方《ほう》法《ほう》と生理を遅《おく》らせる方法《ほうほう》があります。どちらにしても前もって薬を飲む必要《ひつよう》があるので、大事な予定がある1か月以上《いじょう》前には産婦人科《さんふじんか》に相談に行きましょう。保険証《ほけんしょう》が使えない治療《ちりょう》なのでだいたい2000～4000円かかります。

生理痛《せいりつう》で悩《なや》んでいます！

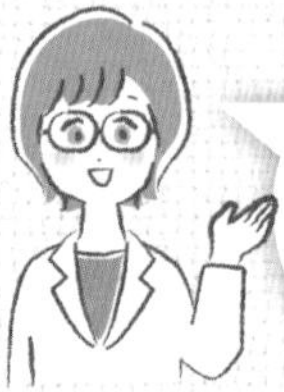

生理の期間に下腹部《かふくぶ》などが痛《いた》くなる「生理痛《せいりつう》」もよく起きる困《こま》りごとです。ちょっとした工夫《くふう》で軽くなることもありますが、ガマンするのが当たり前ではないので、つらいなら産婦人科《さんふじんか》で相談してくださいね。

生理期間に体に痛《いた》みを感じるのが生理痛《せいりつう》です

生理期間になると、下腹部《かふくぶ》や腰《こし》、頭など体のどこかに痛《いた》みを感じることが。これらすべてを「**生理痛《せいりつう》**」と呼《よ》んでいます。原因《げんいん》はさまざまありますが、10代のうちはまだ体が成長途中《せいちょうとちゅう》なので、経血《けいけつ》をうまく子宮《しきゅう》から出せなくて痛《いた》みが出ることも。不規則《ふきそく》な生活や環境《かんきょう》の変化《へんか》でストレスがたまると血流が悪くなって痛《いた》みが強くなることもあります。

また、子宮内膜《しきゅうないまく》でつくられる**プロスタグランジン**というホルモンが過剰《かじょう》に分泌《ぶんぴつ》されるのも生理痛《せいりつう》の原因《げんいん》に。プロスタグランジンは経血《けいけつ》を外に出すため子宮《しきゅう》をぎゅっと収縮《しゅうしゅく》させるので下腹部《かふくぶ》が痛《いた》くなるのです。このほか、10代ではあまりないですが、20代以上《いじょう》は子宮《しきゅう》や卵巣《らんそう》の病気が痛《いた》みの原因《げんいん》になっている場合も。だんだんと生理痛《せいりつう》が激《はげ》しくなってきたときは注意が必要《ひつよう》です。

Q 生理痛《せいりつう》がひどくて起きられないのは病気ですか？

A 動けないほど強い痛《いた》みが出る状態《じょうたい》は「月経困難症《げっけいこんなんしょう》」かも

学校や仕事に行けないほど強い痛《いた》みが出る状態《じょうたい》を「**月経困難症**《げっけいこんなんしょう》」といいます。生理痛《せいりつう》はガマンするものではないので産婦人科《さんふじんか》で相談して、痛《いた》みをやわらげる薬をもらいましょう。高校生くらいまでは家族にも相談して、一緒《いっしょ》に病院に行けるといいですね。直接《ちょくせつ》相談しづらければ手紙やメッセージでもいいです。家族に相談しづらいときには、学校の保健室《ほけんしつ》の先生から家族に伝《つた》えてもらう方法《ほうほう》もあります。

Q 生理痛《せいりつう》があるときに痛《いた》み止めを飲んでもいいですか？

A 1か月に10日以上《いじょう》飲みつづけるのは要注意《ようちゅうい》！

痛《いた》み止めのお薬を飲むことで、痛《いた》みがラクになるなら飲んで構《かま》いません。ただし、アトピー性皮膚炎《せいひふえん》やぜん息《そく》、アレルギーがある人、腎臓《じんぞう》の病気がある人は、使ってはいけない種類《しゅるい》の薬もあるので、かかりつけ医に相談してください。1か月に10日以上《いじょう》痛《いた》み止めの薬を飲みつづけていると、だんだん薬が効《き》かなくなってくる可《か》能性《のうせい》が。10日以上必要《いじょうひつよう》になるなら産婦人科《さんふじんか》で痛《いた》みの原因《げんいん》を調べてもらいましょう。

不正《ふせい》出血で悩《なや》んでいます！

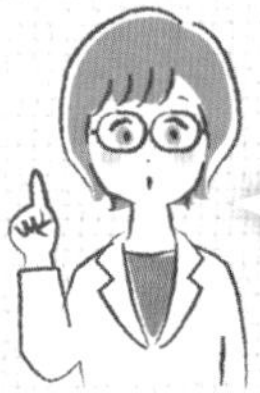

次の生理はまだのはずが下着に血がついているとびっくりしますよね。生理期間以外《いがい》の出血を「不正《ふせい》出血」といいます。不正《ふせい》出血には誰《だれ》にでも起きるものと、病院で相談したほうがいいものがあります。

生理期間以外《いがい》の出血は病気ではないことも

生理ではない時期《じき》に出血することがあります。病気ではない出血もあり、代表的なのは**排卵《はいらん》期出血**です。生理が終わってから数日〜1週間後の排卵《はいらん》の時期に起きる出血です。少量《しょうりょう》で茶色っぽいこともあれば、黒っぽかったり、赤かったり、色はさまざまです。2日程度《ていど》で終わることも1週間近く続《つづ》くこともあります。出血とともに「**排卵痛《はいらんつう》**」という生理痛《せいりつう》ほどではないチクチクとしたおなかの痛《いた》みが出る人も。もし出血が多めだったり、排卵《はいらん》痛《つう》がつらかったりして日常《にちじょう》生活に支障《ししょう》が出るなら、薬を使った治療《ちりょう》もできます。

ほかには睡眠不足《すいみんぶそく》やストレスが原因《げんいん》でホルモンがアンバランスになって出血することも。ピルという薬を使っている人も、使い始めて間もないころに不正《ふせい》出血が起きやすいです。

Q 病気の可能性《かのうせい》があるかないかはどうやって見分ける？

A 感染症《かんせんしょう》や病気が原因《げんいん》の出血はすぐに治療《ちりょう》をします

少量《しょうりょう》でも1週間以上《いじょう》続《つづ》くときは貧血《ひんけつ》が心配です。また、出血以外《いがい》に腹痛《ふくつう》がある、性器《せいき》のかゆみや痛《いた》みがある、くさいにおいのするおりものも出ている場合は、膣《ちつ》の中で炎症《えんしょう》を起こしている可能性《かのうせい》があるので、すぐに病院に行ったほうがいいです。生理と生理の間に3回以上《いじょう》不正《ふせい》出血があるようなら、産婦人科《さんふじんか》で子宮《しきゅう》や卵巣《らんそう》に病気がないか診察《しんさつ》を受けてください。不正《ふせい》出血だけでなく、鼻血が出やすくなっている、歯ぐきから出血する、アザが増《ふ》えているときは出血しやすくなる病気にかかっているかもしれません。血液検査《けつえきけんさ》が必要《ひつよう》なので内科か血液《けつえき》内科に相談してみましょう。

セックスのあとに出血することもあります。膣《ちつ》や子宮《しきゅう》の入り口が傷《きず》ついただけかもしれませんが、**性感染症**《せいかんせんしょう》に感染《かんせん》している可能性《かのうせい》も。産婦《さんふ》人科《じんか》で治療《ちりょう》を受けましょう。

病院に行ったほうがいい不正《ふせい》出血

- 1週間以上《いじょう》出血が続《つづ》く
- 1か月に3回以上《いじょう》出血する
- 妊娠《にんしん》の可能性《かのうせい》がある
- 不正《ふせい》出血以外《いがい》にも出血があり、アザが増《ふ》えている

かゆみ・かぶれで悩《なや》んでいます！

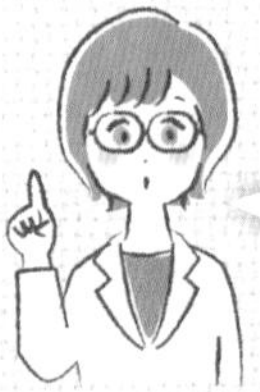

生理期間になると、いつも性器《せいき》にかゆみが出る人もいます。かゆみが強いと落ち着かず、集中できませんよね。下着やナプキンなど性器《せいき》にふれるものを肌《はだ》にやさしいものに見直すことでおさまる場合も。

生理前、生理中はお肌《はだ》が敏《びん》感《かん》になりやすい

生理前や生理中はホルモンの影響《えいきょう》で肌《はだ》が敏感《びんかん》になる時期です。女性《じょせい》ホルモンのエストロゲンが減少《げんしょう》するので、肌《はだ》が乾燥《かんそう》しやすくなるのも理由のひとつです。特《とく》に生理中は経血《けいけつ》にかぶれてしまったり、ナプキンで蒸《む》れてしまったりすることがかゆみの原因《げんいん》にも。肌《はだ》にふれる部分にコットンを使っているナプキンに替《か》えることでかゆみがおさまる場合もあります。また、寝不足《ねぶそく》が続《つづ》くときや体が弱っているときもかゆみが出やすいです。体調が戻《もど》ればかゆみがおさまりやすいので数日様子をみてみましょう。

かゆみをおさえる薬は病院でももらえますが、軽いかゆみであれば薬局でデリケートゾーン用のかゆみ止めを買って塗《ぬ》っても。薬剤師《やくざいし》に相談すると薬を選《えら》んでもらえます。

Q ナプキンを交換《こうかん》しなかったらかゆくなっちゃった！

A ナプキンは長くても数時間で交換《こうかん》しましょう

ナプキンやタンポンは同じものを長時間つけたままにしていると、かぶれや炎症《えんしょう》などトラブルにつながります。ナプキンは経血量《けいけつりょう》が多い日なら1〜2時間で、量《りょう》が少ない日でも2〜3時間で交換《こうかん》するようにしましょう。

タンポンも多い日は3〜4時間、少ない日でも必《かなら》ず8時間以内《いない》で交換《こうかん》します。8時間以上《いじょう》使うと、とても危険《きけん》な状態《じょうたい》である**トキシックショック症候群《しょうこうぐん》**(※)になることがあります。

Q かゆみとともにほかの症状《しょうじょう》も出ています

A おりものの異変《いへん》や痛《いた》みがあれば産婦人科《さんふじんか》で相談を

性器《せいき》のかゆみ以外《いがい》に、おりものがいつもとちがう、痛《いた》みがあるなどの症状《しょうじょう》がある場合は、性器《せいき》内で炎症《えんしょう》が起きていたり、感染症《かんせんしょう》にかかっていたりするかもしれません。1週間以上《い》上《じょう》かゆみが続《つづ》くなら産婦人科《さんふじんか》で薬をもらいましょう。また、セックス経験《けいけん》があるなら**性感染症《せいかんせんしょう》**にかかっている場合が。将来《しょうらい》の妊娠《にんしん》に影響《えいきょう》が出たり、症状《しょうじょう》が進行したりする病気もあるので、すぐに産婦人科《さんふじんか》に相談を。

※トキシックショック症候群《しょうこうぐん》：体内で黄色《おうしょく》ブドウ球菌《きゅうきん》がつくりだす毒素《どくそ》によって急な発熱やめまいが起きる病気。意識《いしき》を失ったり命を落としたりすることも。

おりもので悩《なや》んでいます！

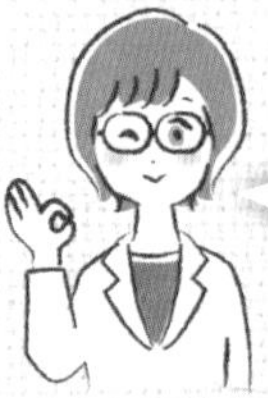

おりものが出ること自体は病気や困《こま》った状態《じょうたい》ではありません。生理周期《しゅうき》や体調によって量《りょう》や色も変《か》わるものですが、菌《きん》やウイルスに感染《かんせん》するなどトラブルが原因《げんいん》で普段《ふだん》と様子が変《か》わることもあります。

おりものから体調がわかることも

おりものは健康《けんこう》であっても出るものです。排卵《はいらん》の時期には一時的《てき》におりものの量《りょう》が増《ふ》えますが、それ以外《いがい》に疲《つか》れているとき、風邪《かぜ》をひいているとき、抗生剤《こうせいざい》を飲んでいるときは量《りょう》が増《ふ》えることがあります。悪臭《あくしゅう》がする、性《せい》器《き》のかゆみもあるなどほかの症状《しょうじょう》がなければ、数日でもとに戻《もど》るので様子をみましょう。水っぽいおりものが増《ふ》えて、おりものシートを使っていても下着や洋服までしみてしまう場合は病気がかくれていることもあります。ほかにも左の表にあてはまるおりものの変化《へんか》があれば産《さん》婦人科《ふじんか》を受診《じゅしん》したほうがいいです。

おりものシートは同じものをずっと使っていると、ばい菌《きん》が増《ふ》えておりものの量《りょう》が増加《ぞうか》したり、においが強くなったりします。2時間前後をめやすに取り換《か》えるようにしましょう。

こんなおりもののときは産婦人科《さんふじんか》を受診《じゅしん》

おりものの状態《じょうたい》	その他の症状《しょうじょう》	考えられること
水っぽいおりものが増《ふ》えた、ピンク、排卵《はいらん》期ではないのに茶色のおりものが数日続《つづ》く	セックス後、予定日をすぎても生理が来ない	妊娠《にんしん》している可能性《かのうせい》が
水っぽいおりものが増《ふ》えた	下腹部痛《かふくぶつう》がある。セックスのときに痛《いた》い。おしっこをするときに痛《いた》みがある	クラミジア感染症《かんせんしょう》または卵《らん》巣《そう》や子宮《しきゅう》の病気がある可《か》能性《のうせい》が
灰色《はいいろ》っぽくさらっとしたおりもので悪臭《あくしゅう》がある	性器《せいき》のかゆみや腫《は》れがある。生理中や生理後、疲《つか》れていると症状《しょうじょう》が出る	細菌《さいきん》が膣《ちつ》内で増《ふ》えて細菌《さいきん》性膣炎《せいちつえん》を起こしている
白くてポロポロしたおりもの	性器《せいき》のかゆみ	カンジダ膣炎《ちつえん》の可能性《かのうせい》が
黄色や緑色っぽいおりもので泡《あわ》が混《ま》じり、悪臭《あくしゅう》がする	性器《せいき》にかゆみやほてる感じ、チクチクする感じがある	トリコモナス膣炎《ちつえん》の可能性《かのうせい》が
黄緑っぽくうみのようなおりものが増《ふ》えて、悪臭《あくしゅう》がする	下腹部痛《かふくぶつう》や発熱《はつねつ》。セックスのときに痛《いた》い	淋菌感染症《りんきんかんせんしょう》の可能性《かのうせい》が
茶色や赤、ピンクっぽいおりもので悪臭《あくしゅう》がすることも	セックスのときに出血した	セックスで傷《きず》ついて出血したか、子宮頸管《しきゅうけいかん》ポリープの可能性《かのうせい》が
おりものの量《りょう》が増《ふ》えた	性器《せいき》のまわりにカリフラワーのようなイボができる。性器《せいき》の痛《いた》みやかゆみがある	尖圭《せんけい》コンジローマの可能性《かのうせい》が

上の表にあるような変化《へんか》はないものの、おりもののにおいが気になるときは、性器《せいき》の洗《あら》いすぎや下着や洋服でむれている可能性《かのうせい》もあります。むれにくいコットンの下着に替《か》える、デニムやレギンスなどぴったりした服ではなく、ゆったりしたデザインの服を着るなどしてみてください。

PMS《ピーエムエス》・PMDD《ピーエムディーディー》で悩《なや》んでいます！

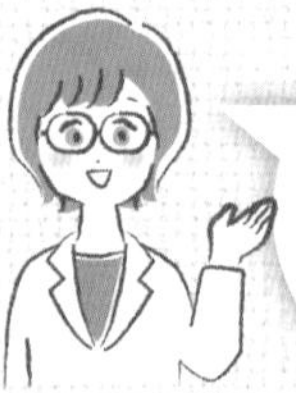

生理の3～10日前になると、体や気持ちに不調《ふちょう》を感じることが。生理前に決まって同じような状態《じょうたい》になるとしたら、それはPMS《ピーエムエス》（月経前症候群《げっけいぜんしょうこうぐん》）です。どのように対処《たいしょ》をしたらいいのか知っておいてくださいね。

生理前の期間に心身の不調《ふちょう》が起きることが

生理が来る3～10日ぐらい前の時期に、胸《むね》がはる、眠《ねむ》い、頭痛《ずつう》がする、だるい、食べすぎてしまうなどの症状《しょうじょう》やイライラする、落ちこみやすくなるなど心の不調《ふちょう》が出ることを**PMS（月経前症候群《げっけいぜんしょうこうぐん》）**といいます。生理がある女性《じょせい》の70％にPMSの症状《しょうじょう》があると言われているので、友だちも、お母さんや学校の先生などまわりの大人の女《じょ》性《せい》も、PMSで悩《なや》んでいるかもしれません。

症状《しょうじょう》が出る原因《げんいん》ははっきりとはわかっていませんが、生理周期《しゅうき》に伴《ともな》う急激《きゅうげき》なホルモンの変動《へんどう》に体がついていけず、自律神経《じりつしんけい》がアンバランスになると症状《しょうじょう》が出やすいようです。10代のころはPMSで苦しんでいたのに、30代からはなんともなくなったり、出産《しゅっさん》後からPMSの症状《しょうじょう》が出たり、年齢《ねんれい》によって症状《しょうじょう》は変《か》わってきます。

Q 生理前になると気持ちが落ちこんでしまいます

A 精神症状《せいしんしょうじょう》が強く出るのはPMDDかも

PMSの症状《しょうじょう》の中でも、イライラする、気分が落ちこむなど特《とく》に精神症状《せいしんしょうじょう》が強く出ている場合は**PMDD（月経前不快気分障害《げっけいぜんふかいきぶんしょうがい》）**と呼《よ》ばれる状態《じょうたい》かもしれません。普段《ふだん》ハマっている趣味《しゅみ》への興味《きょうみ》が薄《うす》くなり、いつもより気力がなく、眠《ねむ》りすぎたり、逆《ぎゃく》に睡眠不足《すいみんぶそく》だったりすることが生理前に起きて、生理が始まるとなくなる、をくりかえすようならPMDDかもしれません。思い当たる場合は産婦人科《さんふじんか》で相談してみましょう。

PMDD(月経前不快気分障害《げっけいぜんふかいきぶんしょうがい》)とは?

生理前になると、気分が落ちこむ、怒《おこ》りっぽくなる、イライラするなど精神症状《せいしんしょうじょう》が強く出る「抑《よく》うつ症候群《しょうこうぐん》」のひとつです。以前《いぜん》は「重症《じゅうしょう》のPMS」だと思われていましたが、精神的《せいしんてき》な病気のひとつに分類《ぶんるい》されるようになりました。抑《よく》うつ症状《しょうじょう》をやわらげる薬やピルを飲む、生活習慣《しゅうかん》を見直すなどが主な治療《ちりょう》です。

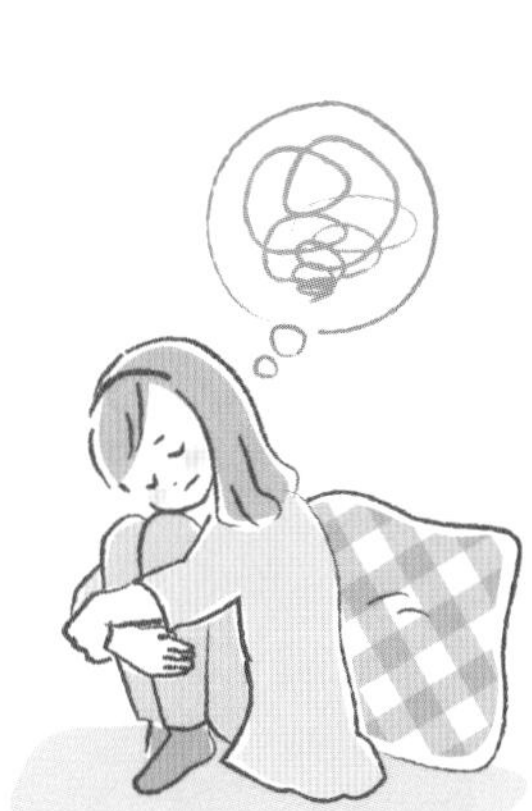

Q 生理前《せいりまえ》に不調《ふちょう》が出やすいのはどんな人ですか？

A 栄養《えいよう》の偏《かたよ》りや疲《つか》れがあると不調《ふちょう》が強く出やすいです

疲《つか》れているとき、体が弱っているときはPMSの症状《しょうじょう》が強くなりやすいです。生活が不規則《ふきそく》な人、疲《つか》れをためやすい人、ムリをしてがんばりすぎる人は気をつけてほしいです。

また、お酒やたばこ、コーヒーなどにふくまれるカフェインもPMSには悪影響《あくえいきょう》なので、生理前は量《りょう》を減《へ》らすかやめられるといいです。お菓子《かし》や飲み物ばかりで、食事でしっかりと栄養《えいよう》をとらない人もPMSが悪化しやすいです。

Q 生理前の不調《ふちょう》は病院で治療《ちりょう》ができますか？

A ピルやホルモンの薬、漢方薬《かんぽうやく》が使われます

身体症状《しょうじょう》が重くて学校や仕事に行けなくなってしまったり、精神症状《せいしんしょうじょう》のせいで家族や友《とも》だちとの関係《かんけい》が悪くなってしまったり、日常《にちじょう》生活に影響《えいきょう》が出るほどPMSがつらいなら、産婦人科《さんふじんか》で相談して治療《ちりょう》を受けることができます。ピルやホルモンの薬で排卵《はいらん》の調整をしたり、痛《いた》み止めを使ったりして症状《しょうじょう》をやわらげます。また、症状《しょう》や体質《たいしつ》にあわせた漢方薬《かんぽうやく》を使うこともあります。

薬を飲む以外《いがい》では、有酸素運動《ゆうさんそうんどう》や呼吸法《こきゅうほう》、食事や生活リズムの見直しなどでもPMSの症状《しょうじょう》が出にくくなると言われています。P.70～で紹介《しょうかい》している「おうちでできるケア」はPMSにもいいので参《さん》考《こう》にしてください。

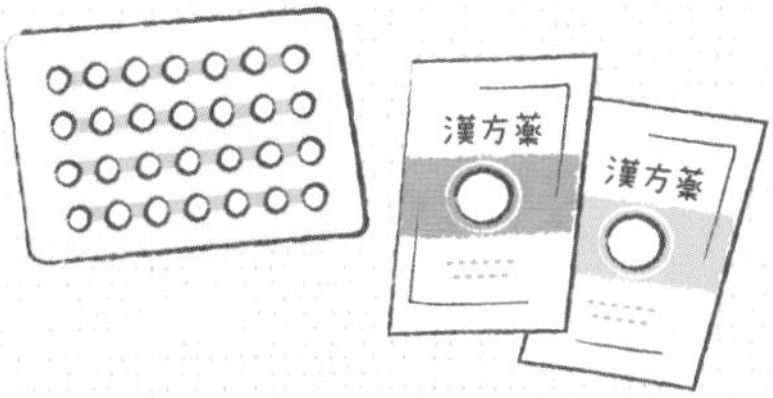

つらいときは薬に頼《たよ》るのも大切なことです。PMSとうまくつきあっていきましょう。

ピルについて

女性《じょせい》ホルモンの成分《せいぶん》が入っている薬で、ホルモンの配合量《りょう》で種類《しゅるい》が分かれています。避妊《ひにん》の目的《もくてき》のほか、生理にまつわる症状《しょうじょう》の治療《ちりょう》に使うことも。症状《しょうじょう》によっては保険適用《ほけんてきよう》にならない場合もあります。

●超低用量《ちょうていようりょう》ピル

月経困難症《げっけいこんなんしょう》や子宮内膜症《しきゅうないまくしょう》の治療《ちりょう》で使われるピルで、保険適用《ほけんてきよう》になります。日本《にほん》では避妊目的《ひにんもくてき》での処方《しょほう》はされていません。

●中容量《ようりょう》ピル

低用量《ていようりょう》ピルよりもホルモン量《りょう》が多い薬です。生理不順《ふじゅん》や経血量《けいけつりょう》が多い過《か》多月経《たげっけい》、生理中の不調《ふちょう》がつらい月経《げっけい》困難症《こんなんしょう》などの改善《かいぜん》のほか、生理予定日をずらしたいときにも使われます。

●低用量《ていようりょう》ピル

主に避妊目的《ひにんもくてき》で使われ、1日1錠《じょう》決まった時間に正しく服用すると高い避《ひ》妊効果《にんこうか》があり、「経口避妊《けいこうひにん》薬」とも呼《よ》ばれます。飲み始めに吐《は》き気や不正《ふせい》出血の副《ふく》作用が出ることが。

●アフターピル

黄体ホルモンが主成分《せいぶん》。妊娠《にんしん》の可能《かのう》性《せい》があるセックスのあと、72時間以内《いない》にアフターピルを1錠《じょう》飲むと約《やく》84%の避妊効果《ひにんこうか》があると言われています。

生理中の経血量《けいけつりょう》で悩《なや》んでいます！

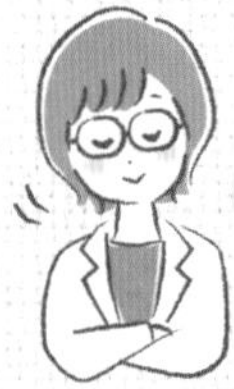

生理の経血《けいけつ》が多いと、下着や洋服を汚《よご》してしまうのではと心配になりますよね。生理のある女性《じょせい》のほとんどが経血量《けいけつりょう》が多いときに失敗《しっぱい》を経験《けいけん》して、自分なりのつきあい方を学んでいると思います。

量《りょう》が多い生理が続《つづ》くとちょっと心配です

初経《しょけい》からしばらくは、生理中の経血量《けいけつりょう》もそこまで多くなく、日数も短く終わることが。初経《しょけい》から時間がたつと、生理の練習期間が終わって、だんだん経血《けいけつ》が増《ふ》えてくるものです。また、ホルモンの影響《えいきょう》によって同じ人でも多い月と少ない月があるものですが、生理期間中の経血《けいけつ》が多い日に2時間に1回ナプキンを取り換《か》えればいいくらいが普通《ふつう》と言われています。

1時間でナプキンを取り換《か》えないともれてしまうほどの経血量《けいけつりょう》がある、1回の生理が8日以上《いじょう》続《つづ》くなどの場合は「**過多月経《かたげっけい》**」と呼《よ》ばれる状態《じょうたい》です。20代以上《いじょう》で、生理のたびに経血量《けいけつりょう》が増《ふ》えているなら子宮筋腫《しきゅうきんしゅ》などの病気の可能性《かのうせい》もあります。10代であっても貧血《ひんけつ》が心配なので、過多月経《かたげっけい》の場合は一度産婦人科《さんふじんか》を受診《じゅしん》しましょう。

Q 量《りょう》が多くてもれないかいつも心配です！

A 吸水《きゅうすい》ショーツやレギンスをはくともれを防《ふせ》げます

使えるならタンポンや月経《げっけい》カップとナプキンを併用《へいよう》できるといいです。また、吸水素材《きゅうすいそざい》を使ったサニタリーショーツをはいたり、ショーツの上に黒や紺《こん》のオーバーパンツやショート丈《たけ》のレギンスをはいたりすると洋服までもれるのを防《ふせ》げます。

経血《けいけつ》がついた下着や洋服は、洗濯《せんたく》用洗剤《せんざい》やハンドソープを使って、洗面所《せんめんじょ》やおふろでもみ洗《あら》いをしたあと、洗濯機《せんたくき》で洗《あら》います。熱《あつ》いお湯だと血液《けつえき》が固《かた》まってしまうので、洗《あら》うときには30℃以下《いか》のぬるま湯を使いましょう。

就寝《しゅうしん》時のもれ対策《たいさく》

寝《ね》るときは夜用ナプキンや吸水素材《きゅうすいそざい》を使ったショーツ、ショーツ型《がた》のナプキンなどを活用しましょう。敷《しき》布団《ぶとん》のおしりがあたるあたりにバスタオルを敷《し》いておくと、もし経血《けいけつ》がもれてもシーツまで汚《よご》れにくいですし、洗濯《せんたく》もしやすいです。

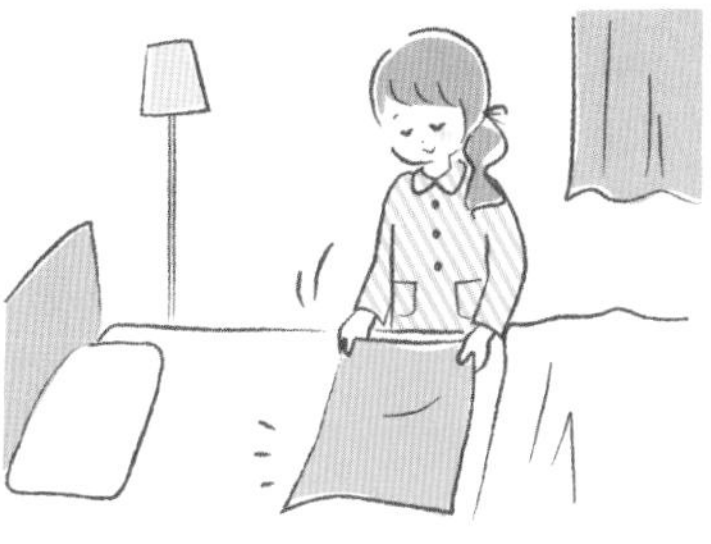

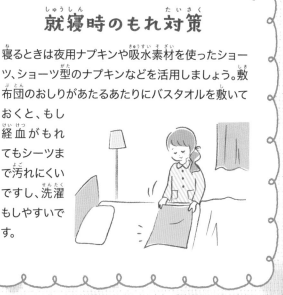

生理に伴《ともな》う体調不良《ふりょう》で悩《なや》んでいます！

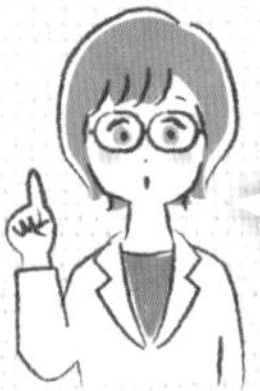

生理中は生理痛《せいりつう》をはじめさまざまな体調不良《ふりょう》、不《ふ》調《ちょう》が出やすい時期です。自分に起きやすい体調不《ふ》良《りょう》や不調《ふちょう》を知っておくのも大事ですし、どんなふうにつきあっていくといいのかも知っておきたいですね。

生理に伴《ともな》って思いがけない体調変化《へんか》も

下腹部《かふくぶ》や腰《こし》のあたりが痛《いた》くなる生理痛《せいりつう》は生理中に起きる不調《ふちょう》の代表ですが、それ以外《いがい》にも生理のときに起きる不調《ふちょう》には、頭痛《ずつう》、吐《は》き気、おなかのはり、下痢《げり》、体のだるさ、イライラなどがあります。

子宮内膜《しきゅうないまく》がはがれて出血しているのですから、下腹部《かふくぶ》や腰《こし》のあたりが痛《いた》くなるのはわかりますが、子宮《しきゅう》から離《はな》れたところにある頭が痛《いた》くなったり、胃腸《いちょう》の具合《ぐあい》が悪くなったり、さらには心の中まで左右されたりするのは不《ふ》思議《しぎ》ですよね。このような不調《ふちょう》を起こすのは、生理周期《しゅうき》をコントロールしている女性《じょせい》ホルモンや、経血《けいけつ》を出すために子宮《しきゅう》を収縮《しゅうしゅく》させる物質《ぶっしつ》など、やはり生理が関係《かんけい》しているのです。生理がある間は続《つづ》くものなので、自分でできるケアをおぼえて、必要《ひつよう》なときは医師《いし》に相談して、つきあっていきましょう。

Q 生理前、生理中に胸《むね》がはり、痛《いた》みもある気がします

A 18歳《さい》ごろまでは乳腺《にゅうせん》の発達《はったつ》段階《だんかい》で胸《むね》の不調《ふちょう》が出やすい

女性《じょせい》ホルモンのひとつである**プロゲステロン**のはたらきが活発になり、生理前になると胸《むね》がかゆい、胸《むね》がはる、胸《むね》が痛《いた》いなどが起きることがあります。また、生理中には**プロスタグランジン**という物質《ぶっしつ》の影響《えいきょう》で胸《むね》のはりや痛《いた》みを感じることが。特《とく》に18歳《さい》ごろまでは体が成長《せいちょう》する時期で、胸《むね》の中の乳腺《にゅうせん》も発達《はったつ》しているところなので、胸《むね》のかゆみやはった感じ、痛《いた》みも出やすくなります。

胸《むね》のかゆみや痛《いた》みがあるときは、しめつけるとますますひどくなることがあるので、ワイヤーなしで綿《めん》素材《そざい》のスポーツブラやカップつきのキャミソールですごしたほうがいいです。タバコやカフェインも痛《いた》みが強くなりやすいのでひかえましょう。

胸《むね》のマッサージ

胸《むね》のふくらみ部分のまわりを手のひらでやさしく円を描《えが》くようにマッサージします。胸《むね》の不調《ふちょう》があるときは、ストレスや疲《つか》れがたまっていることもあるので、胸《むね》のマッサージをして、少しでも早く寝《ね》るようにしましょう。

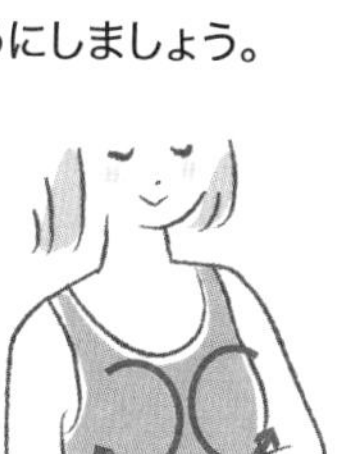

Q 生理になると決まって下痢《げり》になるのはなぜ？

A プロスタグランジンという物質《ぶっしつ》が分泌《ぶんぴつ》されるせいです

生理のときに子宮《しきゅう》を収縮《しゅうしゅく》させるプロスタグランジンという物質《ぶっしつ》が腸《ちょう》にも影響《えいきょう》するためです。

生理中のストレスで下痢《げり》になることも。

勉強や仕事で長時間机《つくえ》に向かっていると運動不足《ぶそく》になって、腸《ちょう》の血流も悪くなり、下痢《げり》の症状《しょう》がより強くなります。腸《ちょう》の血流がよくなるように普段《ふだん》から「幸せホルモンアップ呼吸法《こきゅうほう》」（P.76）や「腰《こし》まわし体操《たいそう》」（P.78）をやっておくのがおすすめです。

Q 生理前になると便秘《べんぴ》になって困《こま》ります

A プロゲステロンによって腸《ちょう》のはたらきが悪くなるためです

生理中には下痢《げり》になるのに、生理前には便秘《べんぴ》になる人も。逆《ぎゃく》に生理前は下痢《げり》で生理中は便秘《べんぴ》になる人もいます。生理前に便秘《べんぴ》になるのは、女性《じょせい》ホルモンのプロゲステロンの影響《えいきょう》で、体が水分や栄養素《えいようそ》などをためこみやすくなるため、腸《ちょう》のはたらきも悪くなってしまうのです。横隔膜《おうかくまく》をしっかりと動かす「幸せホルモンアップ呼吸法《きゅうほう》」（P.76）は腸《ちょう》のマッサージにもなるので、便秘《べんぴ》が気になるときにはやってみてください。

Q 生理中は血が足りなくなるから貧血《ひんけつ》なのはしかたないこと？

A 貧血《ひんけつ》の症状《しょうじょう》が生理中以外《いがい》も続《つづ》くなら治療《ちりょう》を考えて！

生理中にふらふらしたり、めまいがしたり、長く立っているのがつらいときは、出血が多くて血が足りないせいで貧血《ひんけつ》を起こしている場合もありますが、血圧《けつあつ》が下がるせいで一時的《てき》に脳《のう》に流れる血液《けつえき》の量《りょう》が少なくなってしまう「脳貧血《のうひんけつ》」の可能性《かのうせい》もあります。

血が足りないせいで起きる貧血《ひんけつ》は「**鉄欠乏性貧血**《てつけつぼうせいひんけつ》」といいます。血液《けつえき》を作るもとになる鉄分が不足《ふそく》するため貧血《ひんけつ》になります。18歳《さい》ごろまでは体が成長《せいちょう》するので血液《けつえき》がたくさん必要《ひつよう》なところ、生理で出血もして、ますます鉄分が足りなくなってしまうのです。生理中に毎回貧血《ひんけつ》の症《しょう》状《じょう》が起きるなら、内科（18歳《さい》までなら小児科《しょうにか》でも）で血液検査《けつえきけんさ》をしてもらい、薬をもらいましょう。

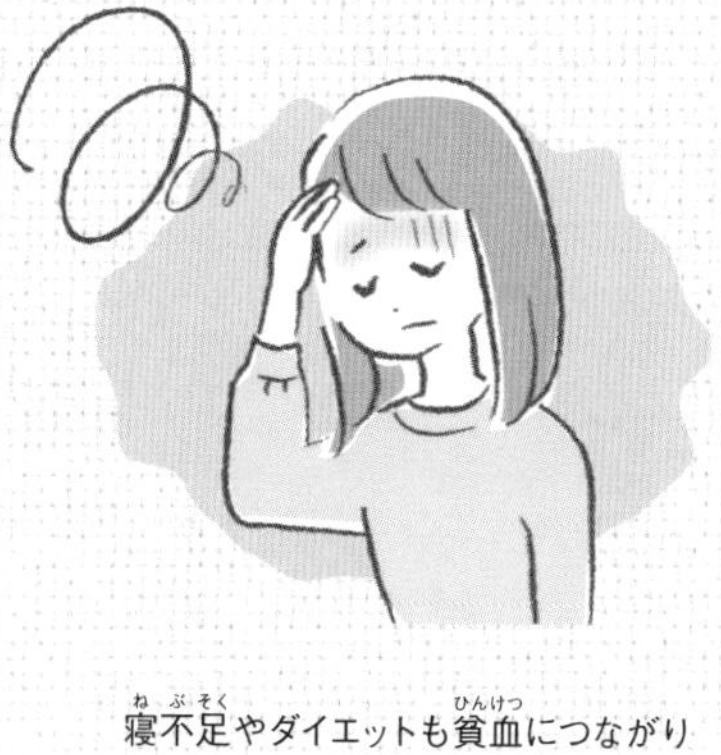

寝不足《ねぶそく》やダイエットも貧血《ひんけつ》につながりやすいので、気をつけてくださいね！

Q 生理中は気持ちが悪くて食欲《しょくよく》がなくなります

A プロスタグランジンが胃腸《いちょう》を収縮《しゅうしゅく》させるのが原因《げんいん》に

生理中に食べたくなくなるのは、子宮《しきゅう》を収縮《しゅうしゅく》させる**プロスタグランジン**の影響《えいきょう》であることが多いです。プロスタグランジンが胃腸《いちょう》を収縮《しゅうしゅく》させるので食欲《しょくよく》がなくなるのです。生理痛《せいりつう》で痛《いた》み止めを飲んで胃《い》が荒《あ》れている、ストレスを強く感じて胃《い》が痛《いた》くなっている場合もあります。

具が入っていないみそ汁《しる》やおかゆなど消化のいいものを食べられるだけ食べるようにして、水やほうじ茶などで水分補給《ほきゅう》をしましょう。

Q 生理中に食べないほうがいいものはありますか?

A 糖分《とうぶん》のとりすぎ、カフェインは不調《ふちょう》につながります

甘《あま》いジュースやお菓子《かし》などで糖分《とうぶん》をとりすぎると血液《けつえき》中のブドウ糖《とう》の濃度《のうど》が高くなり、排卵《はいらん》が乱《みだ》れやすくなります。野菜《やさい》ジュースやゼリー飲料《いんりょう》も糖分《とうぶん》が多いので、生理中のトラブルがあるときにはおすすめできません。また、コーヒーやエナジードリンクなどカフェインが多い飲み物も生理中の不調《ふちょう》に影響《えいきょう》が。水分は水やほうじ茶、玄米茶《げんまいちゃ》、麦茶などカロリーのないもので、夏でもあたたかいものか常温《じょうおん》に。

Q 生理2日目にいつも頭痛《ずつう》が出て動けなくなります

A 片頭痛《へんずつう》と緊張型頭痛《きんちょうがたずつう》で対処法《たいしょほう》がちがいます

生理前の頭痛《ずつう》がひどい人もいれば、生理が始まって2日目、3日目くらいがつらいという人も。片方《かたほう》のこめかみのあたりがズキズキする片《へん》頭痛《ずつう》は、生理が始まって数日でおさまる場合が多いです。原因《げんいん》ははっきりとわかっていませんが、女性《じょせい》ホルモンのエストロゲンの分泌《ぶんぴつ》が急激《きゅうげき》に低下《ていか》するのが関係《かんけい》していると言われています。片頭痛《へんずつう》の場合は、強い光や大きな音を浴《あ》びないよう暗く静《しず》かな部屋で横になるといいです。血流がよくなると痛《いた》みが増《ま》すので、おふろや運動は逆効果《ぎゃくこうか》。保冷剤《ほれいざい》や濡《ぬ》れタオルで額《ひたい》やこめかみを冷《ひ》やします。

生理中のストレスや首肩《かた》まわりの血行が悪くなることで起きる緊張型頭痛《きんちょうがたずつう》は、体操《たいそう》やストレッチで血行をよくすると改善《かいぜん》しやすいです。片頭痛《へんずつう》も緊張型頭痛《きんちょうがたずつう》も、痛《いた》みが強いときは痛《いた》み止めを飲むのもひとつです。痛《いた》みが出てからだと効《き》きにくいので早めに飲みましょう。

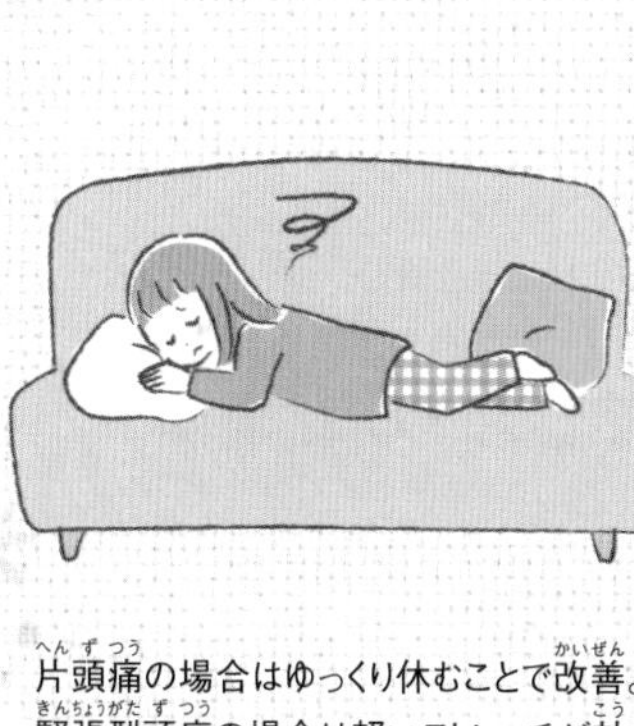

片頭痛《へんずつう》の場合はゆっくり休むことで改善《かいぜん》。緊張型頭痛《きんちょうがたずつう》の場合は軽いストレッチが効果的《こうかてき》です。

生理を快適《かいてき》に すごしたい！ おうちでできるケア

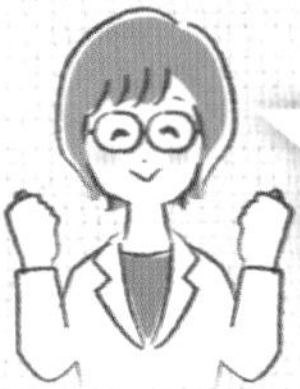

生理の時期を心地《ここち》よくすごすために、普段《ふだん》からおうちでできるケアがあります。体や心の不調《ふちょう》がつらいときにやるのも効果的《こうかてき》ですが、いつも心がけておくことで生理の時期以外《いがい》もラクになりますよ。

血流をよくすると生理の不調《ふちょう》がラクになる

生理前や生理中に起きる不調《ふちょう》をやわらげるためには、「血流をよくすること」がポイントです。血液《けつえき》は血管《けっかん》を通ってあなたの頭から足の先まで全身にめぐっていて、体に必要《ひつよう》な栄養素《えいようそ》や酸素《さんそ》、ホルモンなどの物質《ぶっしつ》を運ぶ役割《やくわり》をしています。また、体に不要《ふよう》になった老廃物《ろうはいぶつ》を外に出すために集めて運ぶこともしています。必要《ひつよう》なものを運び、不要《ふよう》なものを外に出す血液《けつえき》の流れを血流といいます。

女性《じょせい》ホルモンを出す卵巣《らんそう》にも、妊娠《にんしん》すると赤ちゃんのベッドになる子宮《しきゅう》にも、女性《じょせい》ホルモンを出す指令《しれい》をしている脳《のう》にも血管《けっかん》があります。血流が悪くなると、卵巣《らんそう》や子宮《しきゅう》、脳《のう》に十分な酸素《さんそ》や栄養《えいよう》が届《とど》かずはたらきが弱くなり、その結果《けっか》、生理のトラブルも起きやすくなるのです。

血流がよい状態《じょうたい》は、体にとってとても大事なことなのです。

体にも心にも血流が影響《えいきょう》しています

血流をよくするためには、どんなことを心がければいいと思いますか？　実はみなさんが小さいころにまわりの大人から言われていたような生活が血流をよくすることにつながります。「栄養《えいよう》バランスのいい食事をとる」「夜ふかしをせず、しっかり眠《ねむ》る」「たまにはリラックスもする」「定期的《てき》に軽い運動をして体を動かす」この4つです。

実際《じっさい》に、夜ふかしをやめて早めに寝《ね》るようにしたところ、女性《じょせい》ホルモンのはたらきが活発になって生理周期《しゅうき》の乱《みだ》れが落ち着いたという人もいます。また、体の不調《ふちょう》が出たり、生理のトラブルでイライラや気持ちの落ちこみが出たりしたときも、血流をよくする生活をすることで、体の調子が整い、気持ちもすっきりして、前向きに物事を考えられるようになりますよ。

「血流がよくなる」4つのポイント

1　栄養《えいよう》バランスのいい食事をとっている

2　夜、しっかり眠《ねむ》っている

3　リラックスの時間がある

4　軽い運動をしている

勉強をするにも、夜遅《よるおそ》くまでずっと机《つくえ》に向かいっぱなしだと、脳《のう》の血流が悪くなり効率《こうりつ》が落ちてしまいます。しっかり睡眠《すいみん》をとること、リラックスの時間を持つこと、そして、軽い運動をして体を動かすことは脳《のう》のためにも大切です。

5分でも早く寝《ね》ると生理周期《しゅうき》が変《か》わるかも

あなたは夜何時ごろ寝《ね》ていますか？　私《わたし》たちの体は、夜に睡眠《すいみん》をとって脳《のう》と体を休めることで疲《つか》れがとれて、体のさまざまなはたらきがうまく機能《きのう》します。そのため、遅《おそ》くまで起きていることが続《つづ》くと、生理周期《しゅうき》の乱《みだ》れや不調《ふちょう》が強くなるだけでなく、イライラしやすくなり、勉強や仕事にも集中しにくくなるでしょう。

生理が遅《おく》れている人に「5分でもいいから早く寝《ね》てください」と伝《つた》えたところ、「いつもより早く寝《ね》たら生理が来ました」と返事をもらったこともあります。10代なら22時までに、遅《おそ》くても24時までに寝《ね》てほしいですが、今より5分早く寝《ね》るだけでも体の調子が変《か》わるはずです。

睡眠《すいみん》時間だけでなく睡眠環境《すいみんかんきょう》も大事！

夜、ぐっすり眠《ねむ》れていないとどれだけ寝《ね》ても疲《つか》れがとれません。質《しつ》のいい睡眠《すいみん》をさまたげるのが、スマホやテレビなどの液晶《えきしょう》画面の光です。光を浴《あ》びると脳《のう》が昼間とかんちがいして、ふとんに入ってもなかなか寝《ね》つけなくなってしまいます。寝《ね》る1時間前にはスマホやテレビを見るのをやめるようにして、脳《のう》を休めましょう。

また、寝《ね》るときの服装《ふくそう》も眠《ねむ》りに関係《かんけい》が。フードがついているトップスやワンピースなどは寝《ね》返《がえ》りのときにジャマになることも。また、フリースなど化学繊維《せんい》のパジャマはちくちくしたり、寝汗《ねあせ》を吸収《きゅうしゅう》しにくかったりします。特《とく》に肌《はだ》が弱い人はコットン素材《そざい》がおすすめです。

理想的《てき》な睡眠《すいみん》スタイル

夜になったら照明《しょうめい》はオレンジ色にすると脳《のう》への刺激《しげき》が少ないです

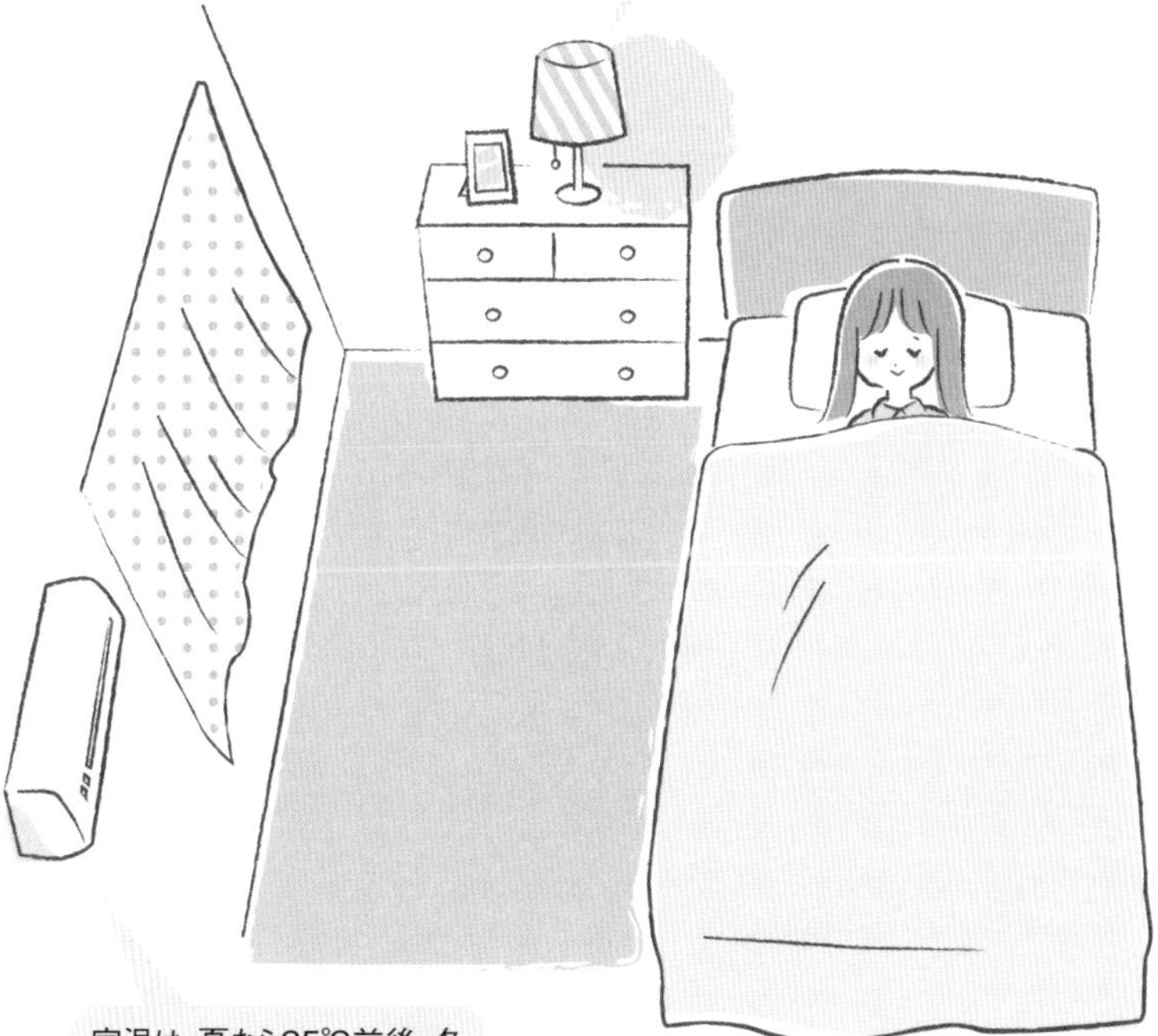

室温は、夏なら25℃前後、冬は18℃前後が理想。湿度《しつど》は50〜60%が睡眠《すいみん》に最適《さいてき》

かけぶとんは肌《はだ》ざわりがよく重すぎないものに。重いと寝返《ねがえ》りしづらいことが。冬、電気毛布《もうふ》を使うと肌《はだ》が乾燥《かんそう》するので、寝《ね》る前にふとんをあたためておき、寝《ね》るときはオフに

寝《ね》る前には、「幸せホルモンアップ呼吸法《こきゅうほう》」(P.76)や「あおむけのびのびストレッチ」(P.80)をすると、血流がよくなってぐっすり眠《ねむ》りやすいです。

生理周期《しゅうき》が乱《みだ》れたら食事も見直してみて

あなたの普段《ふだん》の食事はどんなものが多いですか？　ゼリー飲料《いんりょう》やパンなど、同じものばかり食べていると栄養不足《えいようぶそく》になってしまいます。だるい、疲《つか》れやすい、貧血《ひんけつ》、便秘《べんぴ》、生理が止まるなどは栄養不足《えいようぶそく》によって起きる体の不調《ふちょう》です。

「体の不調《ふちょう》が続《つづ》いている」「生理が来なくなった」というときには、ごはんとおみそ汁《しる》を食べてみてください。簡単《かんたん》なようで体に必要《ひつよう》な栄養《えいよう》がたくさんとれる組み合わせです。

ごはんは体や脳《のう》を動かすエネルギーになり、水分がふくまれているので便秘《べんぴ》にもいいです。パンのように砂糖《さとう》や油分がないので、太りたくない人も食べられるぶんのお米だけは食べてほしいです。おみそ汁《しる》はみそにビタミンやミネラル、乳酸菌《にゅうさんきん》、食物繊維《せんい》などが含《ふく》まれています。それだけでもさまざまな栄養《えいよう》がとれますし、具《ぐ》材《ざい》として野菜《やさい》や豆腐《とうふ》、卵《たまご》、お肉を入れると栄養《えいよう》バランスが整います。冷《ひ》えた体をあたためることにもつながります。

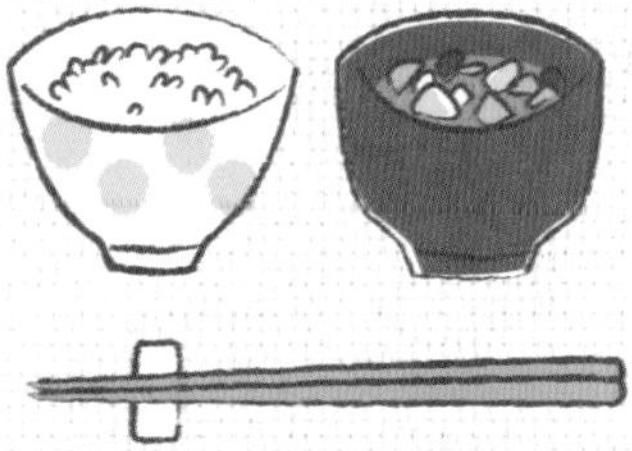

お米を炊《た》くのが難《むずか》しければ、コンビニやスーパーで電子レンジであたためるだけのごはんも売っています。みそ汁《しる》もお湯を入れるだけのインスタントみそ汁《しる》がありますよ。具材《ぐざい》は包《ほう》丁《ちょう》を使わないカットわかめ、もやし、卵《たまご》などを使うとラクです。

見逃《みのが》しがちな「水分」もしっかりとりましょう

水分をとる量《りょう》が少ないと、肌《はだ》や髪《かみ》が乾燥《かんそう》しやすくなりますし、体がむくみやすくなり、便秘《べんぴ》にも。ジュースやミルクティなど糖分《とうぶん》の多い飲み物を多く飲むのは体によくない影響《えいきょう》もあります。たくさん運動をしたときにスポーツドリンクを飲む以外《いがい》には、甘《あま》い飲み物は1日コップ1杯《ぱい》くらいにして、水を1日1・2ℓくらいは飲むようにしたいです。ただし、水は一気にたくさん飲んでも吸収《きゅうしゅう》されないので、1回にコップ1杯《ぱい》くらいをこまめに飲むようにします。

勉強中にエナジードリンクを飲む人もいると思いますが、糖分《とうぶん》やカフェインが多いので、あまりおすすめはできません。

過剰《かじょう》なダイエットは生理に大きな影響《えいきょう》が

食事を極端《きょくたん》に減《へ》らしたり、抜《ぬ》いたりする「食べないダイエット」は、体重が理想どおりに減《へ》っても体が栄養不足《えいようぶそく》になって、生理が止まる、髪《かみ》が抜《ぬ》けやすくなる、肌《はだ》が荒《あ》れるなどが。将来《しょうらい》の妊娠《にんしん》に影響《えいきょう》することもありえます。ダイエットで生理が止まってしまったら、ダイエットをすぐに中止して「おうちでできるケア」（P.70〜）で紹介《しょうかい》している生活を実践《じっせん》してみてください。

ひきしまった体やくびれたウエストにあこがれるなら、食事を抜《ぬ》くよりも、ストレッチや筋《きん》トレをしたほうがいいです。体をねじるストレッチや「腰《こし》まわし体操《たいそう》」（P.78）は腹筋《ふっきん》を動かすことができて、体もひきしまりやすいです。

幸せホルモンアップ呼吸法《こきゅうほう》

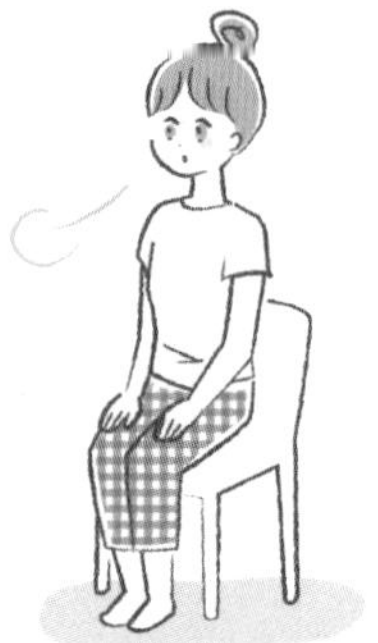

1
イスに座《すわ》るか、あおむけに寝《ね》た状態《じょうたい》で、軽く「ふー」と息を吐《は》いて、体の力をぬく。

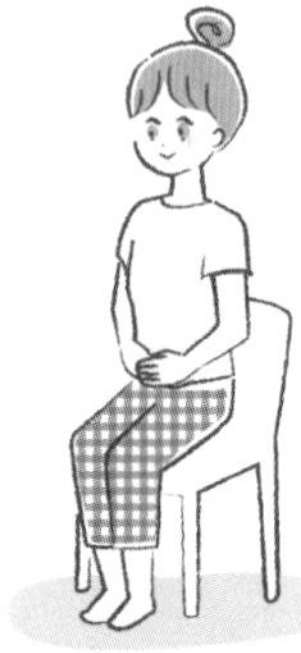

2
おへその下の下腹部《かふくぶ》のあたりに左右の手のひらを重ねてあてる。

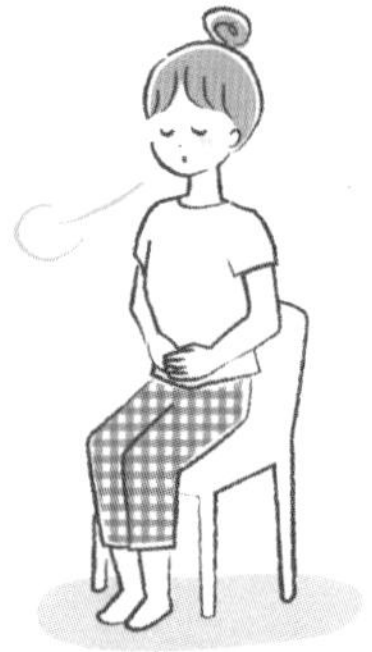

3
おなかの手をあてている部分がへこむのを感じながら、ゆっくりと6つ数えながら口から息を吐《は》く。

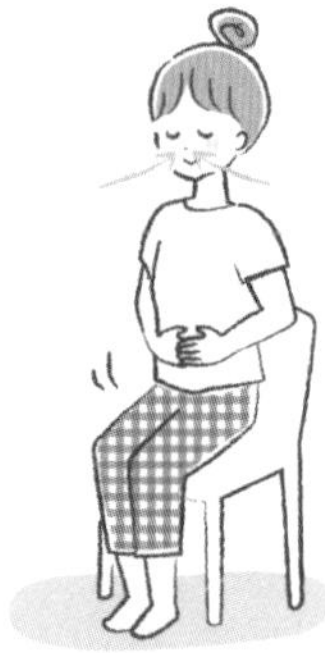

4
おなかに空気が入っていくイメージで、3つ数えながら鼻からゆっくり息を吸《す》う。3～4を5分間くりかえす。

血流がよくなると幸せホルモンが分泌《ぶんぴつ》される

「幸せホルモンアップ呼吸法《こきゅうほう》」はイスに座《すわ》っても、あおむけに寝《ね》てもできる呼吸法《こきゅうほう》です。体温や血流のコントロールをしている**自律神経《じりつしんけい》**は、肋骨《ろっこつ》の一番下あたりにある横隔膜《おうかくまく》に集まっています。横隔膜《おうかくまく》を動かすように腹式呼吸《ふくしきこきゅう》をすることで、血流がよくなって体調も整いやすくなります。また、下腹部《かふくぶ》をリズミカルに刺激《しげき》するような運動と深呼吸《しんこきゅう》をすると、**「幸せホルモン」と呼《よ》ばれるセロトニン**の分泌《ぶんぴつ》がうながされます。生理前や生理中の不調《ふちょう》がつらいとき、特《とく》にイライラして気分が落ちこんでしまう症《しょう》状《じょう》があるときは、この呼吸法《こきゅうほう》をやってみると気持ちがすっきりします。

便秘《べんぴ》や下痢《げり》、不眠《ふみん》で悩《なや》むときも試《ため》してみて

この呼吸法《こきゅうほう》は下腹部《かふくぶ》のあたりをたくさん動かすので、腸《ちょう》のマッサージにもなります。便秘《べんぴ》や下痢《げり》で困《こま》っているときのケアとしてもおすすめです。また、勉強や仕事の合間のリフレッシュにも取り入れてほしいです。人間が集中できる時間は、20~50分くらいと言われています。50分くらい勉強や仕事をしたら、10分くらい休憩《きゅうけい》しながらこの呼吸法《こきゅうほう》をやってみると、脳《のう》も体も血流がアップするとともに、リラックスできて、集中しやすくなります。

ずっとスマホやパソコンで画面を見て体がかたまっていると感じたら、この呼吸法《こきゅうほう》で血流をよくする習慣《しゅうかん》をつけておいてほしいです。

腰《こし》まわし体操《たいそう》

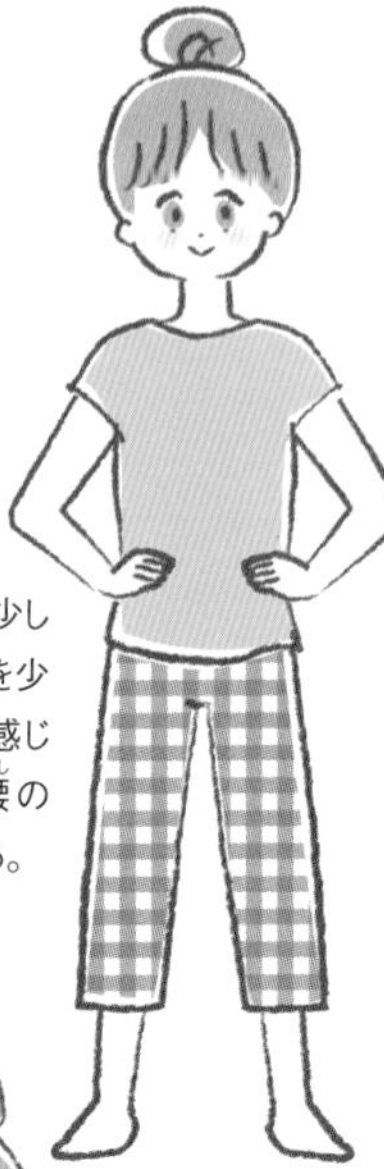

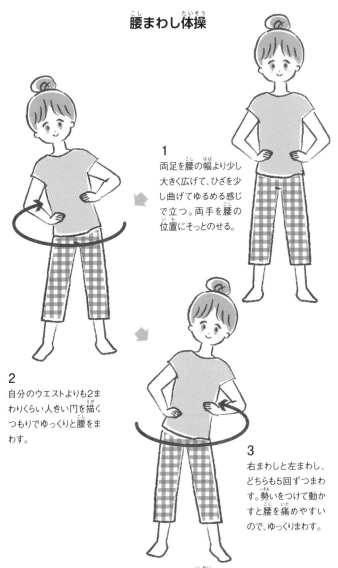

1
両足を腰《こし》の幅《はば》より少し大きく広げて、ひざを少し曲げてゆるめる感じで立つ。両手を腰《こし》の位置《いち》にそっとのせる。

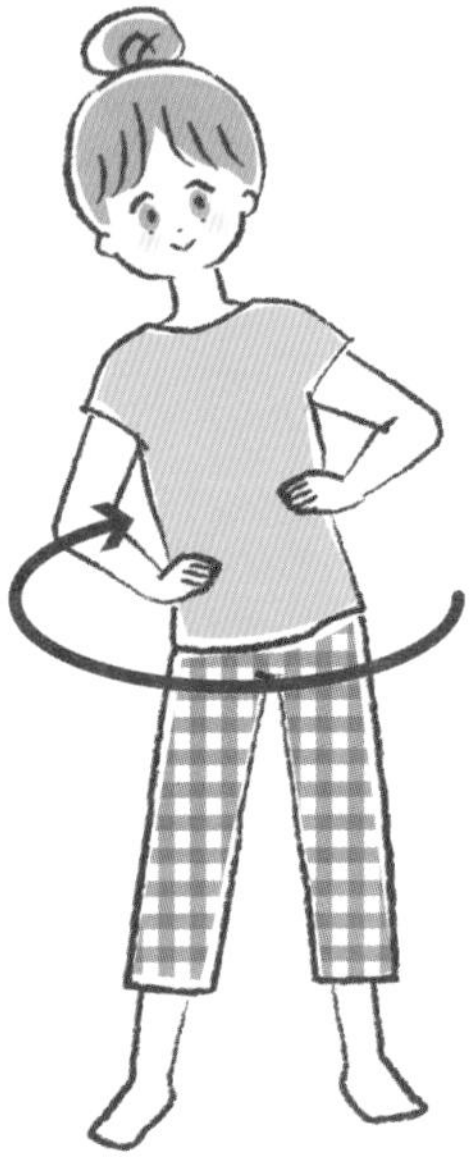

2
自分のウエストよりも2まわりぐらい大きい円を描《えが》く つもりでゆっくりと腰《こし》をまわす。

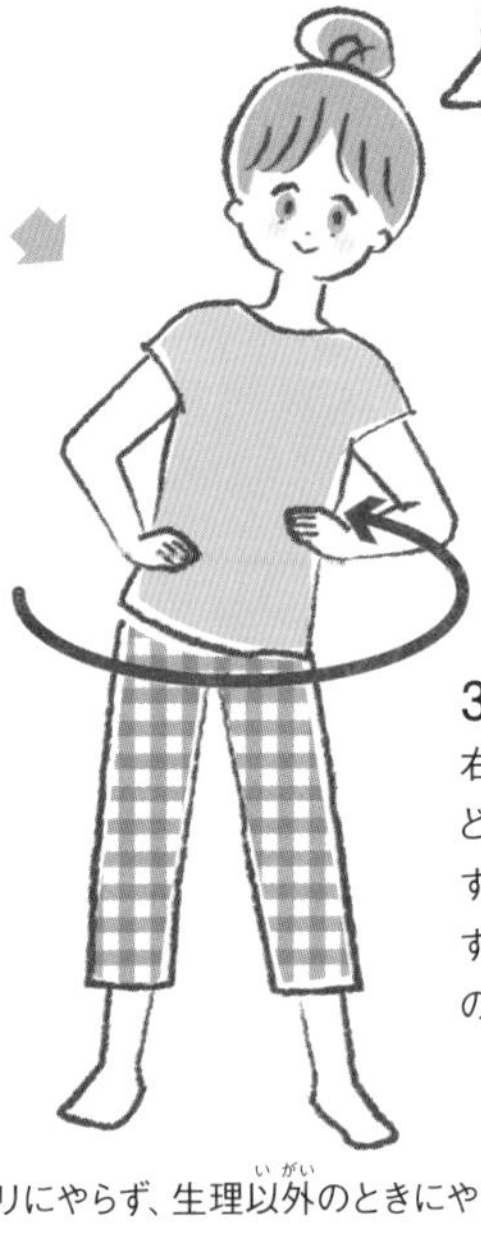

3
右まわしと左まわし、どちらも5回ずつまわす。勢《いきお》いをつけて動かすと腰《こし》を痛《いた》めやすいので、ゆっくりまわす。

※生理中の調子が悪いときはムリにやらず、生理以外《いがい》のときにやってみましょう。

骨盤《こつばん》を動かすことで生理前後のだるさ、痛《いた》みがやわらぎます

ウエストと足のつけ根の間にあるおしりのあたりの骨《ほね》の集まりを**骨盤《こつばん》**といいます。骨盤《こつばん》には、大切な器官《きかん》である子宮《しきゅう》や卵巣《らんそう》を守る役割《やくわり》も。生理前や生理中に起きる腰痛《ようつう》や腰《こし》のだるさ、生《せい》理痛《りつう》などの不調《ふちょう》をやわらげるには、骨盤《こつばん》のまわりをあたためて血流をよくすると、子宮《しきゅう》や卵巣《らんそう》の血流もよくなります。立った姿勢《しせい》でゆっくり、しっかりと骨盤《こつばん》を動かすと、こり固《かた》まった筋肉《きんにく》が動いて、血流もよくなります。

また、腰《こし》まわしをすると、足のつけ根にある股関節《こかんせつ》も動きます。生理痛《せいりつう》に伴《ともな》って股関節《こかんせつ》に痛《いた》みを感じるなら、生理以外《いがい》のときに腰《こし》まわしで股関節《こかんせつ》も動かしてみてください。

骨盤《こつばん》を動かすことは常《つね》に意識《いしき》をしておいて

骨盤《こつばん》を動かして、卵巣《らんそう》や子宮《しきゅう》の血流がよくなることは、女性《じょせい》にはとても大切なことです。女性《じょせい》の骨盤《こつばん》は妊娠《にんしん》のときにも大きく動きますが、生理周期《しゅうき》にあわせても開いたり閉《と》じたりしています。そのため、骨盤《こつばん》まわりの筋肉《きんにく》が固《かた》まっていると痛《いた》みを感じます。骨盤《こつばん》まわりの動きは、スムーズにしておいたほうがいいでしょう。閉経《へいけい》に向かっていく更年期《こうねんき》の時期に出やすい不調《ふちょう》（P.144）も、こまめに腰《こし》まわしをして、骨《こつ》盤《ばん》まわりを動きやすく、血流をよくすることで、おさえられると言われています。生理の不調《ふちょう》を感じたときだけでなく、朝起きたときや寝《ね》る前の日課《にっか》として、腰《こし》まわし体操《たいそう》を続《つづ》けてほしいです。

寝《ね》る前におすすめ！体がしっかりほぐれる

一日中同じ姿勢《しせい》でいると体のあちこちがこり固《かた》まって、血流が悪くなります。そのまま寝《ね》ると寝《ね》つきも悪いです。体をほぐすストレッチをすると、全身の血流がよくなってぐっすり眠《ねむ》れますし、卵巣《らんそう》や子宮《しきゅう》も元気になりやすいです。スマホをやりすぎたときにもおすすめです。

かかとをのばす動きは、ふくらはぎの血流がよくなります。脚《あし》のむくみが気になるときはしっかりのばして。また、両ひざを左右にたおす動きは、腸《ちょう》の動きをうながし便秘解消《べんぴかいしょう》にも。脚《あし》のつけ根の近くにある卵巣付近《らんそうふきん》の血流がよくなり卵巣《らんそう》も喜《よろこ》びます。ひざが床《ゆか》につけられなくてもたおせるところまでやってみましょう。

あおむけのびのびストレッチ

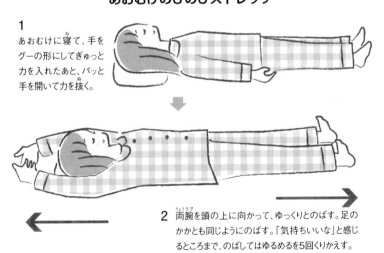

1
あおむけに寝《ね》て、手をグーの形にしてぎゅっと力を入れたあと、パッと手を開いて力を抜《ぬ》く。

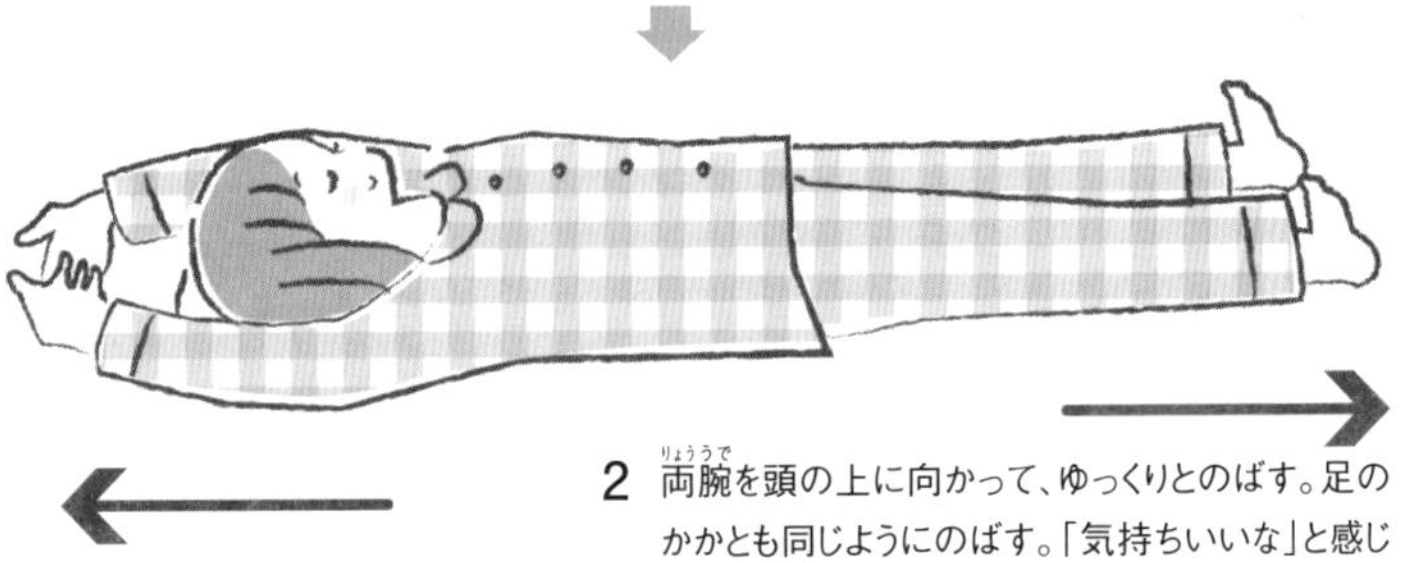

2 両腕《りょううで》を頭の上に向かって、ゆっくりとのばす。足のかかとも同じようにのばす。「気持ちいいな」と感じるところまで、のばしてはゆるめるを5回くりかえす。

3

両腕《りょううで》を体のわきにおろして置《お》いて、両ひざを立てる。

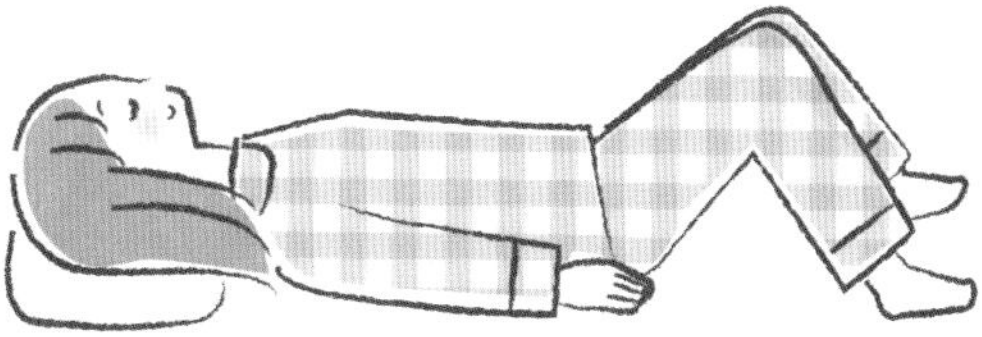

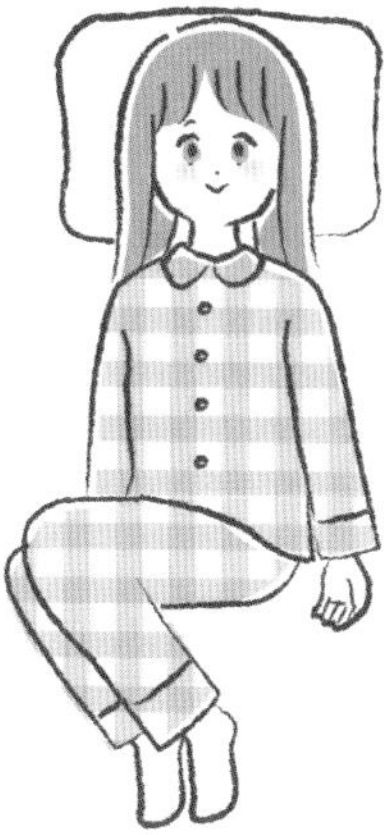

4

ひざを立てたまま、ゆっくりと両ひざを右側《みぎがわ》にたおす。勢《いきお》いよくたおすと腰《こし》に負《ふ》担《たん》がかかるのでゆっくり。たおせるところまでたおしたらそのまま5秒キープする。

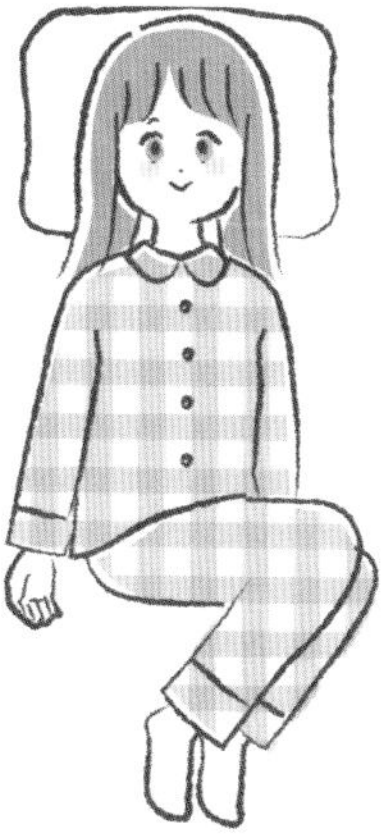

5

両ひざをまっすぐに戻《もど》し、今度は左側《ひだりがわ》にたおす。同じようにたおせる位《い》置《ち》までたおしたら5秒キープして、まっすぐに戻《もど》す。4、5を3回くりかえす。

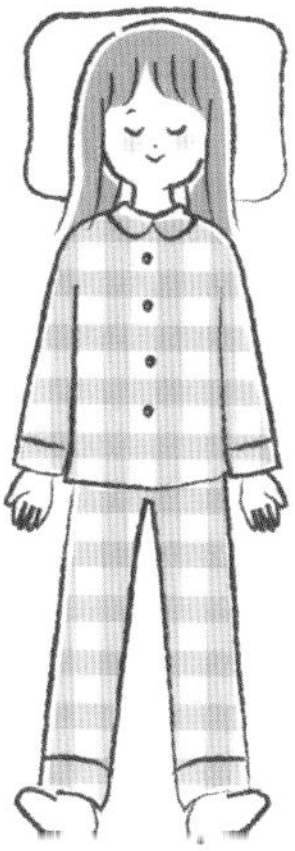

6

全身の力をぬいて頭の中もからっぽに。しばらくの時間ぼーっとする。

目のケアも実は生理とつながっている！

目のすぐ後ろには脳《のう》があって、目は脳《のう》の一部と言われています。スマホやタブレット、パソコンの画面を見《み》つづけていると、目から入ってくる情報《じょうほう》を処理《しょり》する脳《のう》にも負担《ふたん》がかかります。脳《のう》が疲《つか》れてしまうと、生理に関係《かんけい》するホルモンを分泌《ぶんぴつ》する指令《しれい》がうまく出せなくなり、生理にも影響《えいきょう》するのです。

スマホやパソコンの画面から出る光を浴《あ》びると眠《ねむ》りづらくなり、たくさん寝《ね》ても疲《つか》れがとれにくくなります。すると日中に活動するときの集中力も下がってしまうでしょう。同じところをずっと見ていると目の筋肉《きんにく》がかたまって近視《きんし》や斜視《しゃし》にもなりやすいです。

生理がつらいときはデジタルタイムを減《へ》らす意識《いしき》を

生理前や生理中の不調《ふちょう》がつらいときは、できるだけゆったりとすごすことが大切です。そんなときにスマホを見ながらすごしていると、休んでいるようでも目や脳《のう》は休息がとれていません。できれば目を休めて、脳《のう》もゆっくり休んだほうがいいので、デジタルタイムは一旦《いったん》お休みにしましょう。

スマホやパソコンをやりすぎていて、生理の不調《ふちょう》を感じているときは、目や脳《のう》からの「疲《つか》れたよ〜！」という合図かもしれません。必要《ひつよう》なとき以外《いがい》は画面を見るのをひかえて、血流がよくなるような食生活（P.74）や、ストレッチ（P.80）、体操《たいそう》（P.78）をしてすごしてくださいね。

目が疲《つか》れていると思ったら目のケアを!

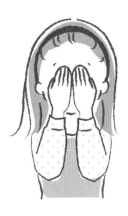

手のひらで目をあたためる

どこでもできる簡単《かんたん》なケア。目かくしをするように手のひらで目をおおって、そのまま20秒くらいキープします。押《お》さえつけるのではなく、かくすだけで。手の熱《ねつ》で血行がよくなります。

蒸《む》しタオルでじんわり

水でぬらしてしぼったタオルを電子レンジで40秒くらいあたため、目の上にのせます。熱《あつ》すぎるときは少しさまして、やけどに気をつけましょう。じんわりと熱《ねつ》が伝《つた》わります。

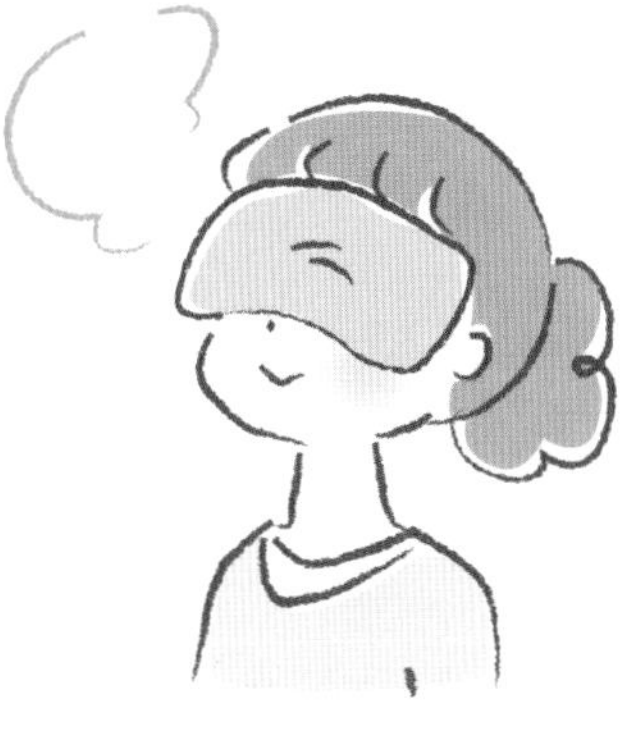

生理の期間はいつもより自分にやさしく

生理前、生理中につらい症状《しょうじょう》があるときはムリをしないことがとても大切です。生理周期《しゅうき》の中で、いつ、どんなタイミングに、どんな症状《しょうじょう》が出るのか生理カレンダーに記録《きろく》をするようになるだけでも、症状《しょうじょう》が落ち着く人がいるそうです。生理の不調《ふちょう》を「なかったこと」にするのではなく、自分の体に起きていることのひとつとして受け入れていけるといいですね。

つらいときには、ムリせず休んでいいです。約束《やくそく》があっても「体調が悪いから」と話して日を変《か》えてもらいましょう。いつもがんばっていることも手抜《てぬ》きをして、普段《ふだん》よりたくさん休むこと、早めに寝《ね》ることを意識《いしき》しましょう。

気持ちをリラックスさせる魔法《まほう》のアイテムを見つけて

生理の不調《ふちょう》があるときには「どうして自分だけがつらいんだろう」と気持ちがどんどん後ろ向きになってしまいます。そんなときにムリをして明るくふるまう必要《ひつよう》はないので、大事なあなたの体や心が落ち着くようなケアをしてあげましょう。「ホッとする」「気持ちがラクになる」と思えるリラックスタイムやアイテムを見つけておくといいですね。

話せるような関係《かんけい》だったら、まわりの人にも「生理前は（または生理中は）体や心がつらくていつもとちがう感じになるかもしれないのでごめんなさい」と伝《つた》えておくと、イヤな態度《たいど》をとってしまっても理解《りかい》してもらいやすいです。

おすすめリラックスタイム

◎湯船につかる

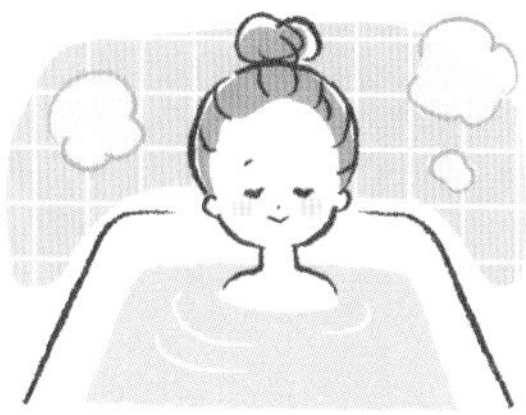

生理中は湯船につかるのを避《さ》ける人もいるかもしれませんが、体をあたためると血流がよくなって不調《ふちょう》もおさまりやすいです。好《す》きな香《かお》りの入浴剤《にゅうよくざい》を用意しておくのもいいです。

◎マッサージをする

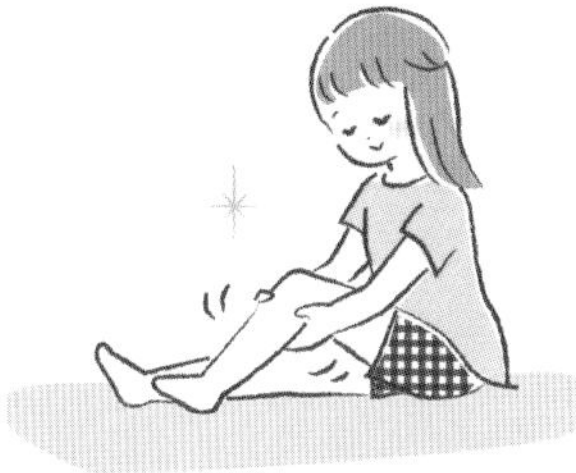

マッサージでなく、自分で自分をなでたり、さわったりするだけでも構《かま》いません。手でふれることで、心に安らぎをあたえてくれるホルモン・オキシトシンが出やすくなります。

◎誰《だれ》かとおしゃべりする

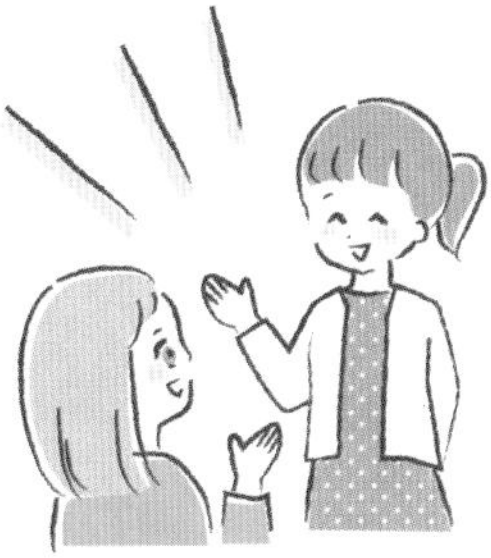

自分の気持ちを言葉にすると気持ちがラクになりますね。友だちでもいいですし、家族や保健室《ほけんしつ》の先生でも。話す相手が見つからなければ、自分の気持ちを紙に書いてみましょう。

◎やわらかいものをなでる

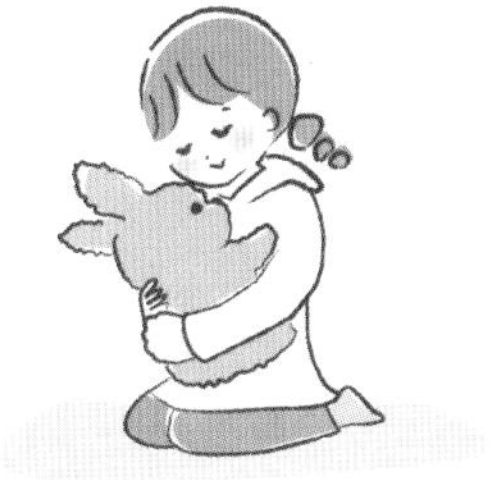

ぬいぐるみやふかふかのクッション、ふわふわのタオルをぎゅっと抱《だ》きしめたり、手でなでてみたりすると気持ちが落ち着きます。ペットを飼《か》っているならペットをなでるのでも。

知っておきたい！自分の「性器《せいき》」とのつきあい方

自分の「性器《せいき》」を見たりさわったりするのは、恥《は》ずかしいことでもおかしなことでもありません。性器《せいき》も自分の体の一部で、ずっとつきあっていくものなので、よく知っておいてほしいです。

自分の体の一部だから観察《かんさつ》して、さわってみて

あなたは自分の「性器《せいき》」を見たことがありますか？　女性《じょせい》の性器《せいき》には子宮《しきゅう》や卵巣《らんそう》など体の中にある「**内性器**《ないせいき》」と体の外から見える「**外性器**《がいせいき》」があります。もし外性器《がいせいき》をじっくり見たことがなければ、鏡を使って、自分の部屋やトイレなどひとりになったときにどんな形をしているか観察《かんさつ》してみてください。人それぞれ顔がちがうように、性器《せいき》の形や色もひとりひとりちがっています。

大陰唇《だいいんしん》や小陰唇《しょういんしん》の形が左右ちがっていてもおかしいことではないですが、自転車に乗っているときなど小陰唇《しょういんしん》がすれて痛《いた》いなら手術《しゅじゅつ》をして形を調整することもできるので、気になる人は近くの形《けい》成外科《せいげか》や婦人形成外科《ふじんけいせいげか》で相談しましょう。

女性《じょせい》の外性器《がいせいき》

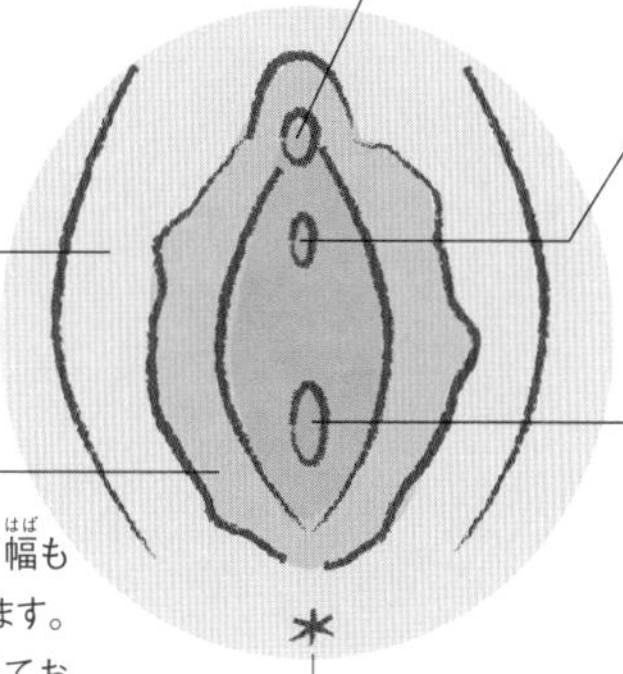
クリトリス
尿道口《にょうどうこう》
おしっこが出るところ
大陰唇《だいいんしん》
膣口《ちつこう》
生理の経血《けいけつ》が出るところ
小陰唇《しょういんしん》
肛門《こうもん》
おしりの穴《あな》

小陰唇《しょういんしん》は年齢《ねんれい》とともに幅《はば》も長さも大きくなっていきます。普段《ふだん》どんな状態《じょうたい》かを見ておくと、腫《は》れたり、湿疹《しっしん》ができたり、様子が変《か》わったときに気づくことができます

Q 性器《せいき》ってどうやって洗《あら》ったらいいのかわかりません!

A 清潔《せいけつ》な指のはらでやさしく洗《あら》ってあげましょう

性器《せいき》はうすい粘膜《ねんまく》でおおわれているので、乾燥《かんそう》しやすく傷《きず》つきやすいです。手やスポンジ、タオルで強くこすると炎症《えんしょう》が起きることがあります。体を洗《あら》うボディソープも刺激《しげき》が強すぎるので、お湯だけで洗《あら》うので構《かま》いません。

まず性器《せいき》を洗《あら》う前に手を洗《あら》って清潔《せいけつ》にします。ネイルをしているとネイルの間にほこりや汚《よご》れが入っていることがあるので、気をつけてください。ぬるめのお湯をかけながら、指のはらでやさしく小陰唇《しょういんしん》のひだの汚《よご》れを落としましょう。

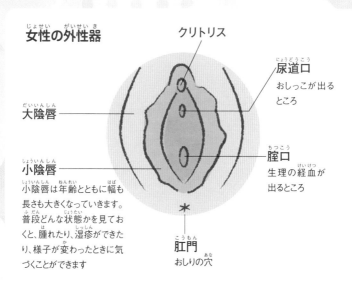

Q 性《せい》器《き》にぶつぶつができていて気になります

A 心配ないものと治《ち》療《りょう》が必《ひつ》要《よう》なものがあります

性器《せいき》にできるブツブツやできものは、あまり心配ないものと専用《せんよう》の薬で治療《ちりょう》が必要《ひつよう》なものとあります。心配がないのは、**粉瘤《ふんりゅう》（アテローマ）**、**毛嚢炎《もうのうえん》（または毛包炎《もうほうえん》）**です。粉瘤《ふんりゅう》（アテローマ）は皮膚《ひふ》の内側《うちがわ》にできた袋《ふくろ》に皮膚《ひふ》の脂《あぶら》がたまっている状態《じょうたい》で、全身のどこにでもできます。毛嚢炎《もうのうえん》（または毛包炎《もうほうえん》）は毛穴《けあな》に細菌《さいきん》が入って炎症《えんしょう》が起きている状態《じょうたい》です。痛《いた》みもありますが、ニキビと同じでつぶれて中からうみが出ると治《なお》ります。どちらもなかなかよくならず、気になるときは産婦人科《さんふじんか》や皮膚科《ひふか》に相談しましょう。治療《ちりょう》が必要《ひつよう》なできものについては、性感染症《せいかんせんしょう》（P.102～）のページでセルフチェックしてみてください。

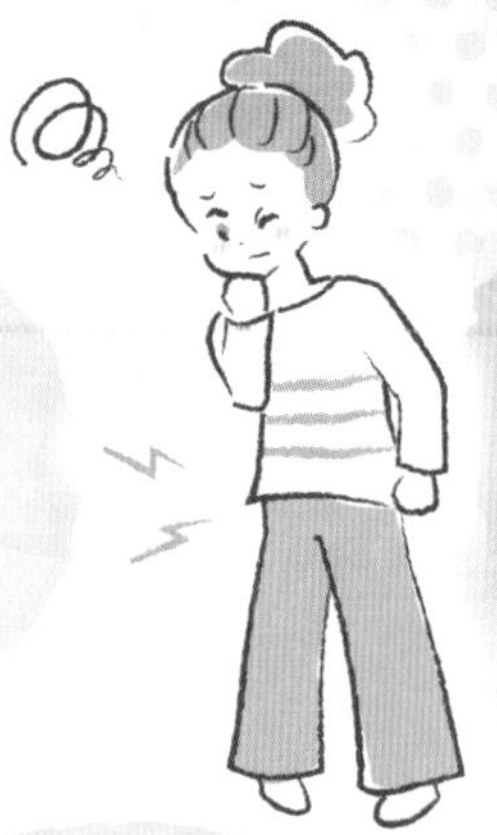

腫《は》れやできものがなく、生理前や生理中だけ性器《せいき》の痛《いた》みを感じるようなら様子をみても。腫《は》れやできものがあれば産婦人科《さんふじんか》、皮膚科《ひふか》で相談を。

Q 性器《せいき》まわりのムダ毛が気になります

A 方法《ほうほう》によっては肌《はだ》を傷《きず》つけることがあります

腕《うで》や脚《あし》、わきの毛と同じく性器《せいき》まわりの毛も人によって量《りょう》や濃《こ》さがちがいます。性器《せいき》まわりのムダ毛処理《しょり》はいくつか方法《ほうほう》がありますが、皮膚科医《ひふかい》がおすすめしていないのは、カミソリでそることと毛抜《けぬ》きで抜《ぬ》くこと。どちらも肌《はだ》を傷《きず》つけ、炎症《えんしょう》を起こす危険《きけん》があるからです。

電動シェーバーを使うか専門《せんもん》のサロンや皮膚科《ひふか》で脱毛《だつもう》をするのが比較的《ひかくてき》安心な方法《ほうほう》といえるでしょう。特《とく》に肌《はだ》が弱い人は、医師《いし》が診察《しんさつ》して対処《たいしょ》してくれる医療脱毛《いりょうだつもう》が安心です。

性器《せいき》まわりのムダ毛処理法《しょりほう》

処理《しょり》の方法《ほうほう》	いい面	よくない面
デリケートゾーン用のカミソリでそる	自宅《じたく》でできて、カミソリ代が安い。	肌《はだ》を傷《きず》つけやすく、くりかえすと炎症《えんしょう》を起こしやすい。
電動シェーバーでそる	自宅《じたく》でできて、カミソリよりも肌《はだ》に負担《ふたん》になりにくい。	カミソリ代よりも高い。機《き》械《かい》の手入れが必要《ひつよう》。
ブラジリアンワックスをぬってムダ毛を抜《ぬ》く	カミソリや電動シェーバーよりも広い範囲《はんい》を簡《かん》単《たん》に処理《しょり》でき、そるよりも毛が生えない期間が長い。	ワックスをはがすときに痛《いた》みがあり、肌《はだ》がかぶれやすい。
除毛《じょもう》クリームをぬって、毛を溶《と》かす	カミソリや電動シェーバーよりも広い範囲《はんい》を簡単《かんたん》に処理《しょり》できる。医療脱毛《いりょうだつもう》や美容脱毛《びようだつもう》よりも安い。	クリームの成分《せいぶん》が肌《はだ》に合わないとトラブルが起きる。
美容脱毛《びようだつもう》サロンで光をあて脱毛《だつもう》する	ワックスよりは痛《いた》みが少ない。カミソリやシェーバー、除毛《じょもう》クリームより毛が生えない期間が長い。	料金《りょうきん》が高い。処理《しょり》するときに痛《いた》みがある。
医療脱毛《いりょうだつもう》ができる医療機関《いりょうきかん》でレーザーをあてて脱毛《だつもう》する	美容脱毛《びようだつもう》よりも強力なレーザーなので回数が少なくてすむ。医師《いし》が肌《はだ》のチェックをしてくれる。ずっと毛が生えてこない永久脱毛《えいきゅうだつもう》ができることも。	料金《りょうきん》が高い。近くに医療《いりょう》機関《きかん》がないと通うのが大《たい》変《へん》。

Q 自分の性器《せいき》をさわりたいと思うのは変《へん》なことですか？

A 自分をもっとよく知る自然《しぜん》で健全《けんぜん》なことです

思春期になると脳《のう》からホルモンが出て、自分の体に興味《きょうみ》がめばえ、性器《せいき》のあたりをさわりたくなることがあります。だれにでもある自然《しぜん》なことです。自分で性器《せいき》を刺激《しげき》して気持ちよくなることをここでは「**セルフプレジャー**」と呼《よ》びます。

セルフプレジャーは自分のことをもっとよく知れる健全《けんぜん》なことで、悪いことでも恥《は》ずかしいことでもありません。また、やりたいと思わなくてもおかしいことではありません。

Q 生理中にもセルフプレジャーをしてもいいですか？

A 傷《きず》つきやすい時期なのでばい菌《きん》が入らないように

生理前や生理中は女性《じょせい》ホルモンのはたらきで、性器《せいき》にさわりたくなるのは自然《しぜん》なことです。ただ生理中は腟《ちつ》の中が傷《きず》つきやすいので、手でさわることでばい菌《きん》が入ってしまうかもしれません。さわりたいと思ったときは下着の上からにしたほうがいいでしょう。

セルフプレジャーをどのくらいの回数するのかは人それぞれなので、生理中もふくめて毎日やるのはおかしなことではありません。

3章

女性特有の不調とトラブル

女性にしか起きない不調、トラブルが！

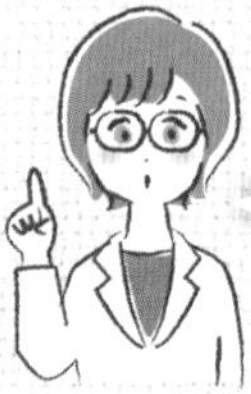

子宮《しきゅう》や卵巣《らんそう》に起きる病気や不調、女性ホルモンにかかわる病気があります。早めに適切な治療をしないと、将来にかかわるものや命にかかわるものもあるので、知っておいてほしいです。

妊娠や出産に影響することも！早めの対処が必要です

子宮《しきゅう》や卵巣《らんそう》などで起きる感染症や病気があります。子宮《しきゅう》や卵巣《らんそう》は女性の体にしかない器官なので、女性特有の病気といえるでしょう。**子宮内膜症《しきゅうないまくしょう》**や**子宮筋腫《しきゅうきんしゅ》**、**卵巣《らんそう》のう腫《しゅ》**などは起きる原因がはっきりわかっていませんが、女性が出産する年齢が遅くなり、生涯で出産する回数が減っていて、生理の回数が約9倍に増えていることも関係しているのではないかと言われています。また、セックスをすることで相手から感染する**性感染症《せいかんせんしょう》**も性器やその周辺で何らかの症状がみられて気がつくことが多いです。

女性特有の病気も感染症も、そのままにしていると妊娠や出産、時には自分の命にかかわるものです。はっきりと診断されるのは、抵抗もあるでしょうが、「もしかしたら」と思ったときには、すぐに産婦人科を受診して治療を始めましょう。

気づきにくい感染症や病気もあります

女性特有の病気にかかると、生理痛がひどくなったり、不正出血が起きたりと生理の様子が変わることがありますが、それが病気のせいだと気づくのはなかなか難しいです。さらに、**子宮内膜症**《しきゅうないまくしょう》や**子宮筋腫**《しきゅうきんしゅ》、**卵巣**《らんそう》**のう腫**《しゅ》などだと、かかって間もないうちは症状が何もない場合もあります。**子宮頸**《しきゅうけい》**がん**も初期は症状が何もなく、「おかしいな」と気づくころには病状が進行していることも。どうやって早いうちに発見できるかといえば、定期的に検査を受けるしか方法がありません。子宮頸《しきゅうけい》がんは、20歳以上だと住んでいる市区町村の保健センターに申しこむと2000円程度で検査を受けることができます。

検査自体も簡単なものです。大切な自分の体を守れるのは自分だけ。気になることがなくても定期的な検査を受ける習慣を。

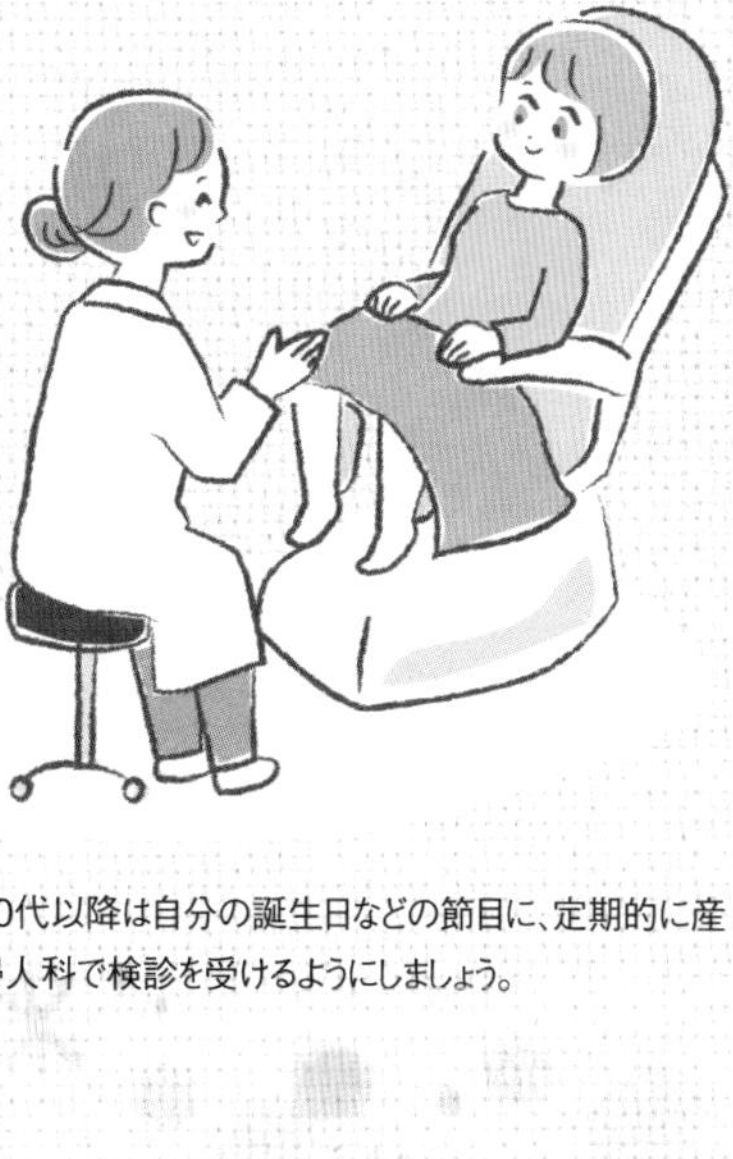

20代以降は自分の誕生日などの節目に、定期的に産婦人科で検診を受けるようにしましょう。

胸のかゆみ、痛《いた》み、しこり

どんな症状？

・**乳腺症《にゅうせんしょう》** 胸にコリコリしたしこりがある。胸がはる感じがして、痛みもある。乳首から分泌物が出る。

・**乳腺線維腺腫《にゅうせんせんいせんしゅ》** 胸によく動くしこりがある。

どんな治療？

・**乳腺症《にゅうせんしょう》** 特に治療は必要なく、女性ホルモンのバランスを整えるための生活を心がける。症状が強ければ漢《かん》方薬《ぽうやく》や低用量ピルの処方も。

・**乳腺線維腺腫《にゅうせんせんいせんしゅ》** 基本は経過観察のみ。腫瘍《しゅよう》が大きくなるようであれば摘出《てきしゅつ》手術をする場合も。

服装やストレスなども原因に

胸のかゆみや痛み、しこりなどがあると「乳《にゅう》がんかも!?」と心配になりますが、胸の痛みやしこりが出る「**乳腺症《にゅうせんしょう》**」である可能性も。女性ホルモンのはたらきがアンバランスになることが原因とされていて、生理前に症状が強くなることが多いです。ほかにも胸に良性のしこりができる**乳腺線維腺腫《にゅうせんせんいせんしゅ》**という病気もあります。10代後半〜40代の女性に多い病気で、閉経後《へいけいご》はしこりが小さくなります。

きついブラジャーをつけていると、胸の痛みやかゆみの原因になることもあります。かゆみが強く出てただれているときは、下着の内側に清潔なガーゼをあてておきましょう。

10代と20代以降で病気の可能性が変わる

胸に関するトラブルは、10代と20代以降ではとらえ方が変わってきます。10代のうちは胸も成長する時期で、乳腺《にゅうせん》が発達段階でかたいしこりのようなものを感じます。胸の成長が完了するとかたい部分がなくなります。押して痛みがあっても、気にしなくて大丈夫です。

20歳以上では、胸にしこりっぽいものがある、乳首から血や汁のような分泌物が出るときには乳腺外科《にゅうせんげか》や乳《にゅう》がんの検査ができる病院を受診してほしいです。乳《にゅう》がんに似た症状がみられる乳《にゅう》腺症《せんしょう》の可能性もありますが、検査するに越したことはありません。あとから「あのとき検査しておけば」とならないようにしてほしいです。

Q 乳首から血や汁のようなものが出ます

A 病気ではなくホルモンの影響や炎症の可能性も

乳首から汁や血が出るだけの場合は、ホルモンバランスの変化、飲んでいる薬（ピルや精神科の薬など）の影響、下着にかぶれている、毛穴からばい菌が入って炎症が起きているなどの可能性があります。何日も続くなら皮膚科《ひふか》（18歳くらいまでは小児科《しょうにか》でも）に相談を。

20歳以上で、片方の乳首から茶色っぽい汁や血が何日も出つづける、胸がいびつな形になっているなら乳腺外科《にゅうせんげか》にすぐ相談しましょう。

子宮内膜症《しきゅうないまくしょう》

どんな症状？

・子宮内膜《しきゅうないまく》やそれに似た組織が、子宮《しきゅう》の内側以外の卵巣《らんそう》や卵管《らんかん》、おなかの中の腹膜《ふくまく》、腸などにできる。女性ホルモンのはたらきで、月経周期にあわせて子宮《しきゅう》以外のところにできた組織が増えていく。

・生理痛や腹痛、下腹部痛、排便痛《はいべんつう》、性交痛《せいこうつう》など痛みが出やすい。

どんな治療？

・鎮痛剤《ちんつうざい》で痛みをおさえる。効果がない場合は、低用量ピルなどホルモンの分泌を調整する薬を使う。

・症状や年齢、妊娠の希望によっては手術による切除も。

若い世代の女性に増えています

20～30代の女性に多い病気で、特に30代前半で増えると言われています。不妊症《ふにんしょう》の原因にもなり、妊娠を希望する子宮内膜症《しきゅうないまくしょう》患者の約30％が不妊《ふにん》に悩んでいると考えられています。症状の重さによっては、手術をすることも。卵《らん》巣《そう》に子宮内膜《しきゅうないまく》の組織ができる「チョコレートのう胞《ほう》」は、卵巣《らんそう》が腫《は》れて大きくなると、がん化するおそれもあるので定期的な検査が必要に。

子宮内膜症《しきゅうないまくしょう》かも？ チェックポイント

- ☑ 生理痛が前よりひどくなってきた
- ☑ 生理痛で痛み止めが手放せない、または痛み止めが効かない
- ☑ 生理以外のときも下腹部痛がある
- ☑ 生理前、生理中に腰痛が出るようになってきた
- ☑ 便を出すときにひきつれるような痛みがある
- ☑ セックスのときに痛みを感じる
- ☑ おしりのあたりにひきつれるような痛みを感じる

子宮筋腫《しきゅうきんしゅ》

●どんな症状？

・子宮《しきゅう》にこぶのようなものができる。筋腫《きんしゅ》が大きくなると、膀胱《ぼうこう》や腸を圧迫するため、おしっこが近くなる、便秘、腰痛などの症状が。

・生理中の経血量が多くなり、生理痛がひどくなる。

・妊娠しにくい、流産《りゅうざん》しやすいなどの症状も出ることが。

●どんな治療？

・症状にあわせて痛み止めや貧血の薬を使う。女性ホルモンの分泌を減らす薬で筋腫《きんしゅ》を小さくする。

・手術で筋腫《きんしゅ》を除去する。

筋腫《きんしゅ》の大きさによって症状が変わります

小さい筋腫《きんしゅ》もふくめると、30歳以上の女性の20〜30％にみられるといわれる病気です。女性ホルモンの分泌によって筋腫《きんしゅ》が大きくなるので、女性ホルモンをおさえる薬を使って治療する場合もありますが、更年期《こうねんき》のような症状が出るため長い期間使えません。日常生活に支障が出る場合には、切除や子宮摘出《しきゅうてきしゅつ》の手術を行います。

子宮筋腫《しきゅうきんしゅ》かも？チェックポイント

- ☑ 生理痛が前よりひどくなってきた
- ☑ 生理痛で痛み止めが手放せない、または痛み止めが効かない
- ☑ 生理中の経血量が前より増えた（夜用ナプキンでも1時間で交換が必要）
- ☑ 貧血があり、ふらふらしたりめまいがしたりする
- ☑ トイレが近くなって、回数が増えた

卵巣《らんそう》のう腫《しゅ》

●どんな症状？

・卵巣《らんそう》が通常より大きく腫《は》れる。大きくなってくるとおなかがはって苦しい感じや下腹部痛、トイレが近くなるなどの症状が。大きいと30㎝くらいになることも。

・卵巣《らんそう》の大きさが6㎝以上になると、腫瘍《しゅよう》がおなかの中でねじれる茎捻転《けいねんてん》を起こすことがある。

●どんな治療？

・腫瘍《しゅよう》が良性で小さければ定期的に検査を続ける。悪性または良性でも6㎝以上なら手術で腫瘍《しゅよう》部分または腫瘍《しゅよう》がある側の卵巣《らんそう》を取り除く。

こまめなチェックが必要に

卵巣《らんそう》のう腫《しゅ》は、腫《は》れている卵巣《らんそう》の中身によりいくつかの種類にわかれます。子宮内膜《しきゅうないまく》が卵巣《らんそう》内で発生する「チョコレートのう胞《ほう》」もそのひとつ。ほとんどが良性ですが、良性が悪性（がん）に変わることもありますし、良性でも大きくなった卵巣《らんそう》がねじれる茎捻転《けいねんてん》が起きると激痛があり、緊急手術になります。定期的に検査を受けて、確認する必要があります。

卵巣《らんそう》のう腫《しゅ》かも？チェックポイント

- ☑ 太っているわけでもないのに下腹部がふくらんでいる
- ☑ 下腹部痛がある。便秘ではないのにおなかのはりを感じる
- ☑ トイレが近くなってきた
- ☑ おなかの激痛と吐き気、下痢がある→茎捻転《けいねんてん》を起こしている可能性があるので救急車を呼ぶ

子《し》宮《きゅう》頸《けい》がん

●どんな症状？

・子宮《しきゅう》の入り口（頸部《けいぶ》）にがんができる。早期のうちは症状がなく気づきにくい。がんが進行していくと、おりものの異常、不正出血、セックスのときの出血、下腹部痛などの症状がみられる。

●どんな治療？

・病気の進行具合や年齢、治療後の妊娠希望などを考えて、手術、放射線療法、化学療法（抗がん剤）を組み合わせる。早期で治療後の妊娠、出産を希望している場合は子宮《しきゅう》の入り口のみを切除することも。

ワクチンによって予防できる

子宮頸《しきゅうけい》がんは**HPV（ヒトパピローマウイルス）というウイルスの感染が原因**。セックスなど性的な接触で感染しますが、ほとんどの人は免疫《めんえき》機能によりウイルスを排出するところ、一部の人は感染が継続して病気が進行していきます。**HPVワクチンによって60～70％は予防ができます**が、ワクチンとちがう型のウイルスに感染することもあるので定期的な検査が大切です。

子宮体《しきゅうたい》がん

子宮《しきゅう》の奥のほう、赤ちゃんが育つ子宮体部《しきゅうたいぶ》という場所にできるがんです。50代の女性がかかることが多いですが、若い年齢でもかかります。不正出血や茶色いおりものが出る、おしっこが出にくいなどの症状があれば受診を。早期なら手術ではなく、ホルモンの薬で治療することもあるので、妊娠を希望するなら必ず医師と相談を。

乳《にゅう》がん

●どんな症状?

・乳房《にゅうぼう》(胸のふくらみの部分)にしこりができる。乳房《にゅうぼう》にくぼみができたり、片方だけいびつな形になったり左右対称でなくなる。乳首や乳輪がただれたり、血液や汁など分泌物が出たりするようになる。

●どんな治療?

・手術でがんを除去するのが基本。がんの大きさや部位、進行の度合いによって放射線治療、薬物治療(抗がん剤など)と組み合わせる。がんの状態によっては、手術の前に薬物治療を行うこともある。

セルフチェックや定期的な検査を

女性では9人にひとりが診断されると言われていて、30代後半からかかる人が増えます。早めに発見して治療を受けると治る確率が上がります。自分で胸をさわるセルフチェックで気づけることもあるので、20歳以上になったら、1か月に1回胸のチェックをする習慣をつけましょう。特に親やきょうだいなど血がつながっている人に乳《にゅう》がんになった人がいる場合は遺伝することがあるのでセルフチェックを念入りに!

ただ、さわっても気づかない早期のがんは超音波やマンモグラフィーなど機械を使った検査でないと見つけられません。30歳または40歳以上からは住んでいる市区町村の保健センターで安い料金で乳《にゅう》がん検査を受けることができます。

乳《にゅう》がんでよくある症状

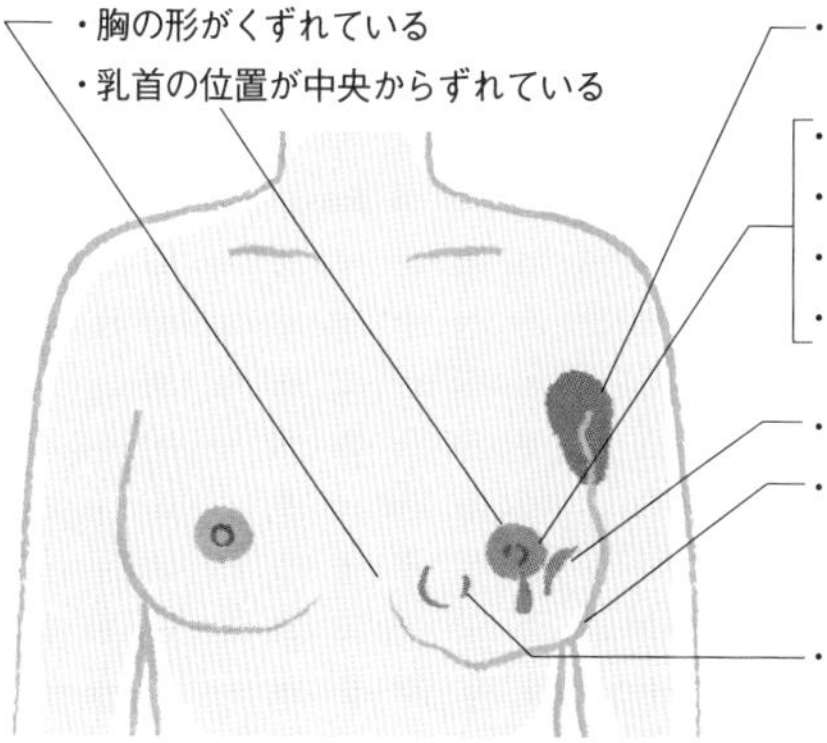
・胸の形がくずれている
・乳首の位置が中央からずれている
・わきの下のリンパが腫れている
・乳首がただれている
・乳首から血が出ている
・乳首から汁が出ている
・乳首が前よりへこんでいる
・えくぼのようなへこみがある
・オレンジの皮のようになっている部分がある
・硬くて動かそうとしても動かないしこりがある

乳《にゅう》がんセルフチェック

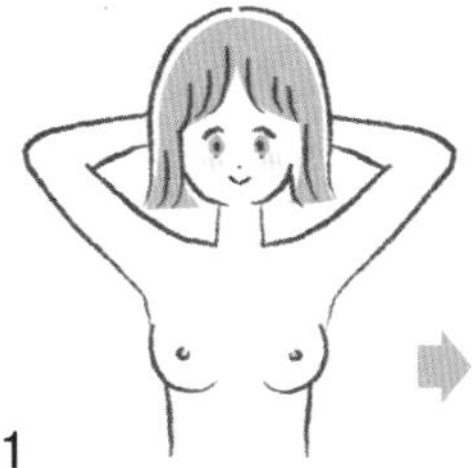

1
上半身裸の状態で鏡の前に立ちます。頭の後ろで手を組んで、乳房《にゅうぼう》にくぼみやふくらみ、ひきつれている部分、ただれや変色がないか見てみましょう。

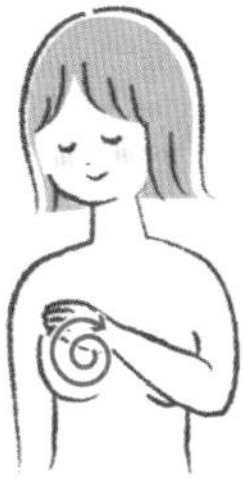

2
親指以外の4本の指で「の」の字を書くように、くるくると乳《にゅう》房《ぼう》の表面をなでていき、しこりや皮《ひ》膚《ふ》の異常がないか調べてみます。

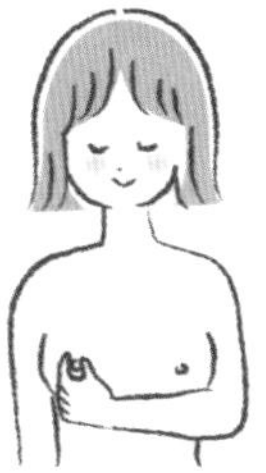

3
指で乳首の根元を軽くしぼるようにつまみます。血液や液体など分泌物が出ないか確認しましょう。反対側の乳首も同じようにチェックします。

4
背中の下にたたんだタオルを置いて、あおむけに寝ます。片方の腕を頭の下に置き、反対側の指で乳房《にゅうぼう》をさわって、しこりがないか確認します。反対側の乳房《にゅうぼう》も同じように確認を。

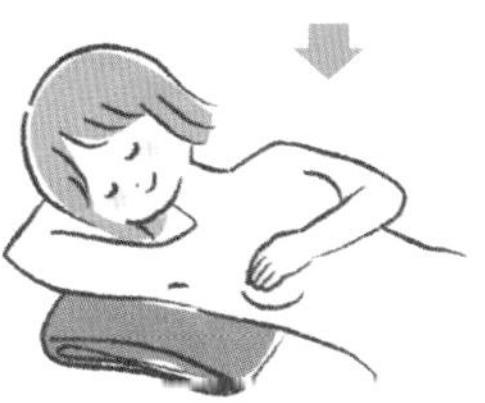

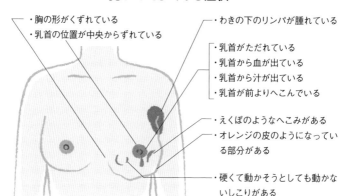

気をつけたい 性《せい》感《かん》染《せん》症《しょう》

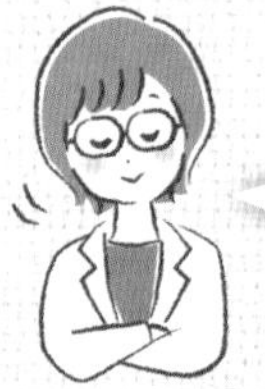

性的接触で感染する「性感染症」は、症状が出ないまま病状が進行するものも。感染を100%防ぐ方法は、セックスをしないか、性感染症に感染していない相手とだけセックスをするしかありません。

性的接触後に症状が出たら性感染症にかかっているかも

セックスなど性的な接触によってうつる病気を「**性感染症**」といいます。セックスをする回数や人数が多ければ、それだけ感染の確率は上がりますが、たった1回のセックスだとしても相手が性感染症にかかっていればうつる可能性はありますし、キスでもうつることが。ただ、かかっても早めに病院で検査をして、薬を飲むなど治療を受ければ治り、妊娠や出産もできる病気も多いです。

あなたの体を性感染症から守るためには、セックスをするときにコンドーム（P.131）を使って予防するのが有効だと覚えておいてください。また、性感染症にかかってしまった場合、パートナーも同じ病気にかかっていたら、あなただけが治療してもまた感染してしまいます。パートナーと一緒に治療を受けることが大事です。

気になる症状から考えられる性感染症

気になる症状	かかっている可能性がある性感染症
おりものの量が多くなった	性器クラミジア感染症、淋菌《りんきん》感染症
白いポロポロしたおりものが出る	カンジダ膣炎《ちつえん》
白や黄色の泡っぽいおりものが出る	トリコモナス膣炎《ちつえん》
においがきついおりものが出る	淋菌《りんきん》感染症、トリコモナス膣炎《ちつえん》
性器にぽこっとしたしこりやできものができる。太もものつけ根が腫れる	梅毒《ばいどく》
性器がかゆい	カンジダ膣炎《ちつえん》、トリコモナス膣炎《ちつえん》
性器のまわりに水疱《すいほう》ができてかゆい。強い痛みがある。熱っぽさがある	性器ヘルペス感染症
カリフラワーのような形のイボができる	尖圭《せんけい》コンジローマ
おしっこをするときに痛みを感じる	淋菌《りんきん》感染症、性器クラミジア感染症、カンジダ膣炎《ちつえん》、トリコモナス膣炎《ちつえん》
おしっこをするときに下腹部痛がある	性器クラミジア感染症
セックス後に性器から出血する	何らかの性感染症にかかっている可能性がある
セックスのときに痛みを感じる	何らかの性感染症にかかっている可能性がある

性的接触のあとから上の表であてはまる症状があるなら放置せずに産婦人科を受診しましょう。保健所で無料検査ができる性感染症もあります。

カンジダ腟炎《ちつえん》

どんな症状？

・性器のかゆみ、ヨーグルトのようなおりものや白っぽいポロポロしたおりものが出る。

・腟《ちつ》や外陰部《がいいんぶ》がヒリヒリする感じや熱っぽさがある。

・おしっこをするときやセックスのときに痛みを感じる。

どんな治療？

・抗真菌剤入りのぬり薬や腟《ちつ》に入れる薬を使う。

セックス経験がなくても起きる

カビの一種である**カンジダ**によって起きる病気で、セックスで感染するだけでなく、もともと人の体の中にいる菌なので、セックス経験がなくても発症します。体が疲れているとき、生理前、抗生剤を飲んでいるとき、妊娠中など、抵抗力が落ちていると発症・再発しやすいです。ピルを飲んでいる場合は中止するか種類を変更しましょう。体調が回復すると自然に治ることもありますが、産婦人科でもらうぬり薬や腟《ちつ》に入れる薬で早く治ります。再発の場合は、薬局などでも薬が買えるので薬剤師さんに相談を。

症状が出ているときは、ぴたっとしたジーンズ、レギンスなど性器が蒸れやすい服装を避けて、睡眠や食事をしっかりとりましょう。

梅毒《ばいどく》

どんな症状?

・感染から1か月くらいたったあと、性器や肛門《こうもん》、口の中にぼこっとえぐれたようなできものやしこりができる。

・感染から3か月くらいたったあと、手のひらや足の裏にピンクや赤っぽい発疹《はっしん》が出る。

・感染から数年たつと、血管にこぶができたり、脳や脊髄《せきずい》まで感染が広がったりして命にかかわることも。

どんな治療?

・梅毒《ばいどく》に効果のある薬を飲むか注射をする。

若い世代での患者数が急増!

梅毒《ばいどく》トレポネーマという病原体によって起きる感染症です。主に性的な接触によって口や性器などの粘膜《ねんまく》、皮膚《ひふ》から感染します。梅毒《ばいどく》に感染したまま妊娠すると、おなかの中の赤ちゃんも感染し、死産《しざん》や早産《そうざん》になったり、神経や骨に問題が起きたりすることがあります。

日本では2011年ごろから感染の報告数が増え、特に20代女性の報告数がとても多いです。保健所で無料で名前を知られず検査を受けられます。早めの治療が大切です!

梅毒《ばいどく》報告数の推移

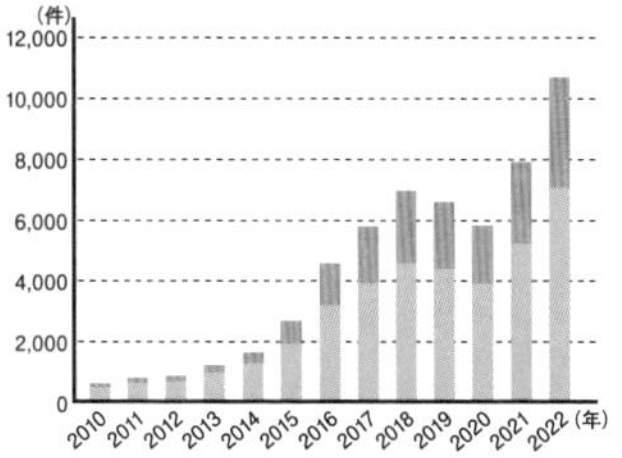
男性
女性
(件)
12,000
10,000
8,000
6,000
4,000
2,000
0
2010
2011
2012
2013
2014
2015
2016
2017
2018
2019
2020
2021
2022
(年)

年代別にみた梅毒《ばいどく》報告数(2022年)

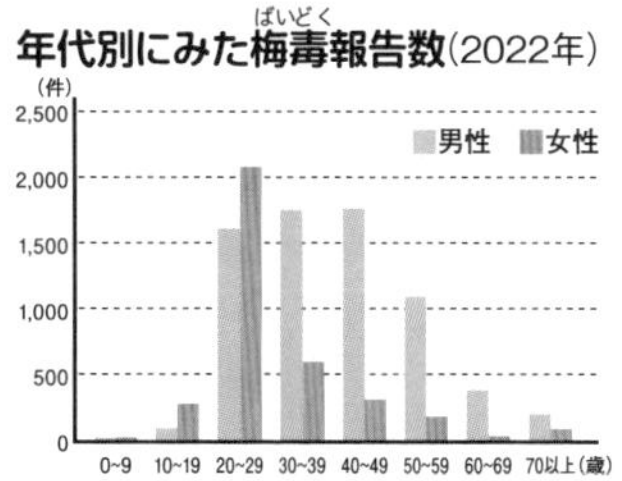
(件)
2,500
2,000
1,500
1,000
500
0
男性
女性
0~9
10~19
20~29
30~39
40~49
50~59
60~69
70以上
(歳)

※2021年は、第1~52週2022年10月8日時点集計値(暫定値)、2022年は第1~44週2022年11月9日時点集計値の報告を対象。

出典:厚生労働省ホームページ
(https://www.mhlw.go.jp/stf/seisakunitsuite/bunya/kenkou_iryou/kenkou/kekkaku-kansenshou/seikansenshou/syphilis.html)

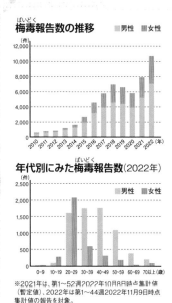

性器《せいき》クラミジア感染症《かんせんしょう》

●どんな症状？

・症状が出ないことも多いが、症状が出る場合、おりものが増える、不正出血がある、生理痛のような痛みが出る、おしっこをするときに軽い痛みがある、セックスのときに痛む。

・放置していると、卵管炎《らんかんえん》や卵巣炎《らんそうえん》、骨盤腹膜炎《こつばんふくまくえん》を起こすことが。

●どんな治療？

・抗菌薬を飲む。

日本で一番多い性感染症　特に女性は注意！

感染力が強く、日本で一番多い性感染症です。特に10代から20代の女性の感染が多くみられます。女性の8割、男性の5割は何も症状が出ないこともありますが、感染したまま妊娠すると、流産《りゅうざん》や早産《そうざん》になりやすく、生まれてくる赤ちゃんに新生児肺炎や結膜炎《けつまくえん》を起こすことがあります。また、感染が子宮《しきゅう》や卵巣《らんそう》まで広がると不妊《ふにん》の原因に。特に**卵管炎《らんかんえん》**になると、卵管《らんかん》がうまくはたらかなくなって**子宮外妊娠《しきゅうがいにんしん》**を起こしたり、卵管《らんかん》内に癒着《ゆちゃく》が起きたりします。保健所では名前を知られず無料検査もできるので、気になるときは検査をしましょう。

淋菌感染症《りんきんかんせんしょう》

どんな症状？

・緑や黄色っぽいうみのようなおりものが出る。排尿時《はいにょう》に痛みが出る。症状がないことも。

・子宮内膜炎《しきゅうないまくえん》や卵管炎《らんかんえん》に進行すると腹痛や発熱がある。

どんな治療？

・抗菌薬を飲むか注射をする。

感染に気づかないまま進行も

男性は尿道《にょうどう》からうみが出るなどの症状がありますが、女性は症状に気づかないまま進行して**子宮内膜炎**《しきゅうないまくえん》や**卵管炎**《らんかんえん》、**腹膜炎**《ふくまくえん》を起こし、子宮《しきゅう》外妊娠《がいにんしん》や不妊症《ふにんしょう》につながることも。感染したまま妊娠すると、赤ちゃんにもうつり、新生児《しんせいじ》結膜炎《けつまくえん》を起こして失明する可能性もあります。

尖圭《せんけい》コンジローマ

どんな症状？

・性器や肛門、膣《ちつ》にカリフラワーのような形のイボができる。

・性器のかゆみや痛み、おりものが増えるなど。

どんな治療？

・電気メスやレーザーを使ってイボを除去。薬をぬる。

子宮頸《しきゅうけい》がんと同じウイルスが原因

特徴的なイボができるのが主な症状ですが、できないことも。子宮頸《しきゅうけい》がんと同じ**ヒトパピローマウイルス**の感染が原因。イボはまれにがん化することがあるので注意が必要です。感染したまま妊娠すると、赤ちゃんにもうつることがあるので早めに治療します。

トリコモナス膣炎《ちつえん》

●どんな症状?
・性器にかゆみや痛みが出る。
・強い悪臭のする泡立った黄色いうみのようなおりものが出る。
・おしっこをするときやセックスのときに痛みが出ることも。
●どんな治療?
・抗トリコモナスの薬を飲む、膣《ちつ》に入れる薬を使う。

感染したままだと不妊症《ふにんしょう》の危険も

膣《ちつ》トリコモナスという原虫によって起こる病気です。膣《ちつ》だけでなく尿道《にょうどう》や子宮頸管《しきゅうけいかん》などにも感染することがあって、そのままにしておくと妊娠しづらくなったり、流産《りゅうざん》や早産《そうざん》が起きたりすることがあります。感染したら、早めに治療することが大切です。

性器《せいき》ヘルペス感染症《かんせんしょう》

●どんな症状?
・感染から3~7日後に性器やおしりのまわりにぷつぷつした発疹《はっしん》、水疱《すいほう》、ただれができる。強い痛みがあり、歩けなくなることも。
●どんな治療?
・抗ウイルス剤を飲む。

一度感染すると何度も再発

単純ヘルペスウイルスへの感染が原因。口のまわりに感染すると口唇《こうしん》ヘルペスを発症。発疹《はっしん》などの症状は自然におさまりますが、その後もセックスや生理、疲れなどが原因で再発します。感染したまま妊娠すると、赤ちゃんの命にかかわることがあるので必ず治療しましょう。

HIV《エイチアイブイ》感染症《かんせんしょう》・エイズ

●どんな症状？

・感染から2〜4週間で発熱やのどの痛みなどインフルエンザのような症状が出て、自然に消える。

・感染が進行すると、免疫力《めんえきりょく》が低下し、健康な状態ではかからないような感染症を発症したり、悪性腫瘍《あくせいしゅよう》ができたりする。

●どんな治療？

・一度感染するとウイルスを完全に除去するのは難しいが、早い段階から薬を飲むことで、体内のウイルスの量を減らすことができる。

エイズ発症前に治療を開始することが重要に

HIV（ヒト免疫不全《めんえきふぜん》ウイルス）が体内に存在している状態が**HIV感染症**です。感染に気づかず放置していると体内でウイルスが増えて、免疫力《めんえきりょく》を低下させます。セックスなどの性的接触、出産時の母子感染が主な感染経路です。

感染初期にインフルエンザのような症状が出たあとは、ほぼ無症状のまま進行し、数年〜十数年たつとさまざまな合併症《がっぺいしょう》を発症します。この状態が「**エイズ**」です。早く感染に気づいて薬を飲む治療を続けることで、エイズの発症をおさえて日常生活を送ることができます。保健所で名前を知られず無料で検査をすることもできるので、早めの検査が大切です。

性感染症《せいかんせんしょう》が不安！無料で相談できるサービス・機関

気になる症状があったらそのままにはしないで

セックスなど性的接触のあとから性器や皮膚《ひふ》に異常がみられて、もしかしたら性感染症にかかってしまったかも。そんなときはすぐに近くの産婦人科に相談に行ってほしいです。

あなたが未成年の場合は、おうちの人から保険証《ほけんしょう》を借りたり、診察料《しんさつりょう》を用意してもらったりする必要があると思います。大切なあなたの体のことなので、できればおうちの人に事情を話してほしいですが、どうしても難しい場合は、無料で相談できる機関やサービスを使って検査や治療を受けても構いません。どうかそのままにはしないでほしいです。

保健所

全国の保健所では、HIV感染症、梅毒、クラミジア感染症、B型肝炎などにかかっているかの検査を、無料で匿名（名前を言わなくてよい）で受けることができます。「HIV検査・相談マップ」のサイト（https://www.hivkensa.com/）で、検査を受けたい都道府県名と病名を入れると受けられる保健所が出てきますので利用してみてください。

ユースクリニック

ユースクリニックは若者が無料で医療者に相談できる場所です。全国各地で行われているので「●●（住んでいる都道府県）　ユースクリニック」と検索して行けそうなところに行くのでもいいですし、オンラインで相談できる「若者たちのための街の保健室～ユースクリニック～」（https://youthclinic.jp/）に連絡しても。

4章

妊娠《にんしん》と出産《しゅっさん》

自分の体と心のことは自分が決めていい

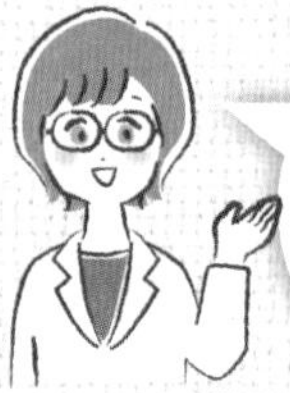

性的な行為をするときには、全員がその行為をしたいと思っているか確認する必要があります。これを「性的同意《せいてきどうい》」といいます。勝手に決めつけず、気持ちを聞くことは相手を思いやるマナーです。

性的な行為をしていいかは必ずお互いの意思確認が必要

性的な行為には、手をつなぐ、ハグをする、キスをする、体にさわる、セックスなどがふくまれています。誰もが、いつでも「性的な行為をしたい」と思っているわけではありません。いつもならキスしたい相手でも「心配ごとがあってそういう気分じゃない」「生理中で体調が悪くてつらい」のように、そのときの事情や体調によってしたくないことはあって当然です。恋人どうしでも、夫婦であっても、相手がしたいと思っていないときに性的な行為をするのは性暴力《せいぼうりょく》になり、相手を傷つけることになってしまうので、必ず確認をします。

つきあっているからいつでも相手の要求を受け入れないといけないわけではありません。自分の気分がのらなければ、断る権利があることを覚えておいてくださいね。

Q 「いいよ」と答えたら100％同意したことになってしまうの？

A 「いいよ」としか言えない状況では性的同意にならない

「つきあってるんだからいいでしょ」とムリやり「いいよ」と言わされた。暴力をふるったり、「秘密をバラすぞ」「言うことを聞かないと別れる」とおどされたりした。先輩や先生など断りにくい立場の相手で「いいです」と言うしかなかった。お酒を飲まされたり、体調が悪かったり、正常な判断ができない状態だった。こういうときは、**本心から「いい」と思って答えられない状態なので「性的同意《せいてきどうい》」があったとは言えません。**

つきあっている相手だとしたら、あなたより自分を優先しているサインです。このままつきあっていくのか考えたほうがいいでしょう。

知っておいて「プライベートパーツ」

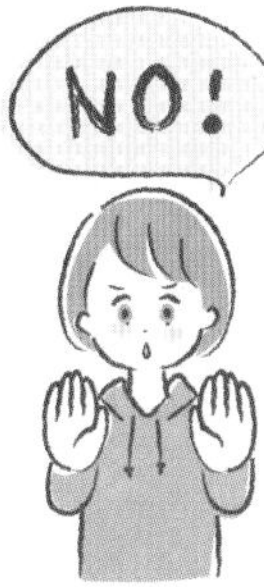

口、胸、性器、おしりは男女ともに「プライベートパーツ」と呼ばれる部分です。大切な部分なので、さわったり見たりしてもいいのは基本的に自分だけ。家族や友だちもあなたの許可を得ずにはさわっても見てもいけませんし、「さわらせて」「見せて」と言われたときには「イヤです」と拒否する権利があります。許可していないのに、プライベートパーツをさわろうとしたり、ジロジロ見たり、写真を撮ったりするのはマナー違反。「裸の写真を送って」と言ってくるのも性暴力と同じです。そんな人がいたら、まわりの信頼できる大人に相談しましょう。

セックスをするということ

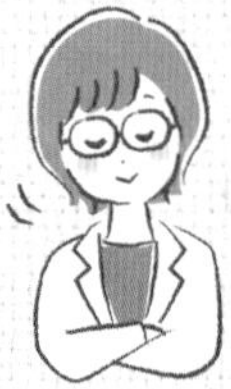

セックスについて興味を持つのは、恥ずかしいことでも悪いことでもありません。ただ、セックスとは何のためにするのか、どういうときにセックスをしてもいいのか、知っておいてほしいです。

2人の同意がなければ「幸せなセックス」はできない

セックスは、好きな相手との大事なスキンシップであり、コミュニケーションのひとつです。「セックスとはこういうもの」というルールはなく、裸になってスキンシップをするのもセックスのひとつの形といえるでしょう。

セックスをするには、当然相手との性的同意が必要です。「相手に嫌われたくないから」「まわりの友だちもしているから」と本当はしたいと思っていないのに流されて「いいよ」と言った場合は、相手との関係が深まって、幸せを感じるセックスにはならないかもしれません。「つきあう相手とは必ずセックスをする」「○歳になったらセックス経験がないとおかしい」ということはなく、全員がしなければいけないものではないです。あなたが「したい」と思えるかどうかの気持ちを大切にしてほしいです。

「命」につながる行為だと覚えておきましょう

セックスの意味や形はいろいろありますが、男性の勃起《ぼっき》したペニスを、生理が始まっている女性の膣《ちつ》に挿入《そうにゅう》する行為は、もともと人間が子孫を残すためのもので、妊娠につながることがあるのは覚えておきましょう。正しい避妊《ひにん》（P.130）をせず、望まない妊娠が起きてしまうと、あなた自身やパートナー、場合によってはあなたの家族の人生が突然大きく変わってしまいます。

望まない妊娠をしないためには、男女でセックスをする場合、事前に2人でセックスについてどう考えているのか、避妊《ひにん》はどうするのかなどを話し合っておくことが大切です。また、自分は人生の中で妊娠、出産をしたいのか、するとしたら何歳ごろかなど、おおまかなライフプランも考えておけるといいですね。

セックスについて話し合える関係になることが大事

特に男性と女性ではセックスへの気持ちがちがっていて、生理や妊娠、性感染症について知識がないと、相手に悪気はないのに悲しい思いをさせられることもあります。幸せなセックスをするためにも、2人の気持ちを伝えあい、必要な知識を学んでほしいです。

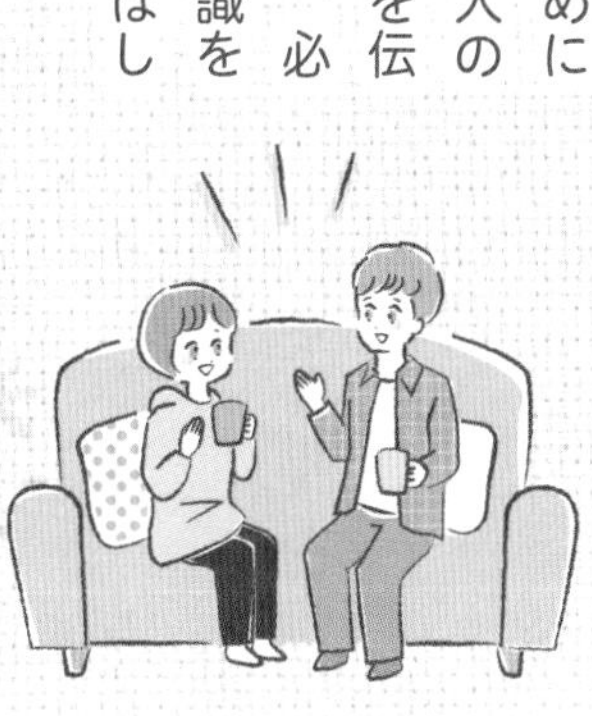

どんなセックスを望んでいるのか、どんな避妊《ひにん》方法にするのか話し合っておきましょう。

知っておきたい！妊娠《にんしん》のしくみ

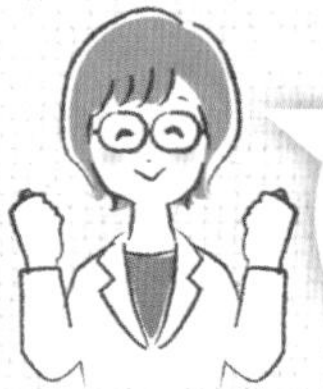

男女がセックスをしたあと、どのような経緯をたどって妊娠をするのでしょうか。そのしくみを知ると、妊娠がどれだけ奇跡的なめぐりあわせで起こることなのか実感できます。

数々の困難を乗り越えて はじめて妊娠が成立

卵子《らんし》と**精子**《せいし》がくっついてひとつの細胞になるのを「**受**《じゅ》**精**《せい》」といい、受精でできた**受精卵**《じゅせいらん》が子宮内膜《しきゅうないまく》にもぐりこむのが「**着床**《ちゃくしょう》」です。着床が起きると妊娠が成立します。

卵胞《らんぽう》が育ち、排卵されること。射精《しゃせい》により放出された精子が卵管《らんかん》までたどりつけること。卵子と精子が寿命の間に出会えること。また、受精卵が無事に子宮内膜《しきゅうないまく》に着床できること。ひとつでも欠けると妊娠は成立しません。

1回の射精《しゃせい》で数億個の精子が放出されると言われますが、子宮《しきゅう》内にたどりつくまでにほとんどが死滅し、卵子と出会うころには数が激減。最終的にはたったひとつの精子だけが卵子と結びつくことができます。とてもドラマティックですね。妊娠が成立しないときは、受精卵の着床に向けて準備していた子宮内膜《しきゅうないまく》のベッドが必要なくなり、経血として流れ出るのです。

排卵《はいらん》から着床《ちゃくしょう》まで

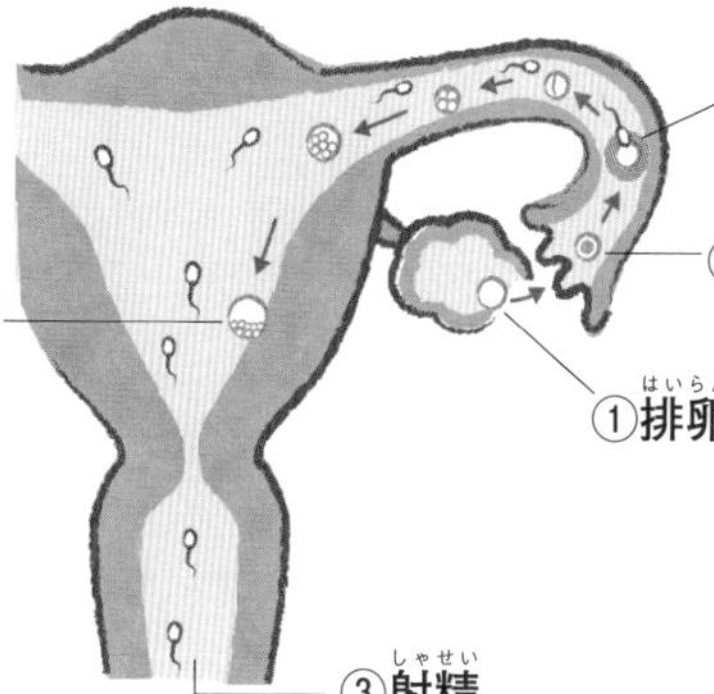

卵巣《らんそう》から排卵された卵子の寿命はわずか約24時間。女性の体内での精子の寿命は約72時間。このタイミングで卵子と精子が出会わなければ受精は起きません。5日ほどかけて受精卵は子宮《しきゅう》に到着し、受精から7日目に子宮内膜《しきゅうないまく》にもぐりこみ着床します。

妊娠の経過

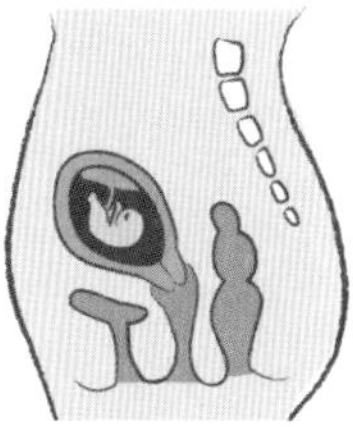

妊娠初期
（妊娠4週〜15週）

生理が遅れていることから妊娠に気づき、少しずつ妊娠による体の変化が。最初のうちは豆粒のような赤ちゃんは、妊娠10週から「胎児《たいじ》」と呼ばれるように。15週ごろには手足を動かします。

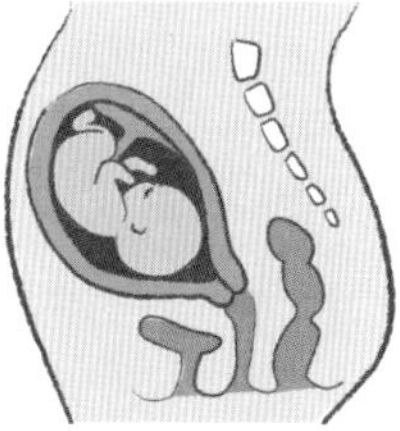

妊娠中期
（妊娠16週〜27週）

外から見てもおなかのふくらみがわかるサイズになり、おなかの中で赤ちゃんが動く胎動《たいどう》を感じられるようになります。24週ごろからはおなかの中でぐるぐる回転することも。

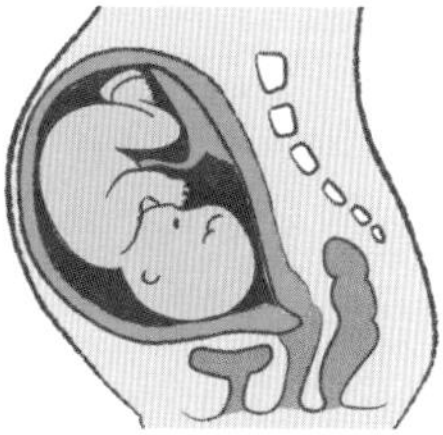

妊娠後期
（妊娠28週〜40週）

おなかがかなり大きく重くなってきます。赤ちゃんは聴覚が発達し、おなかの外での音も聴こえているとか。36週からは「臨月《りんげつ》」と呼ばれ、出産に向けて準備を進めていく時期になります。

妊娠するとさまざまな変化が

受精卵が子宮内膜《しきゅうないまく》に着床すると、いつもなら生理が始まるタイミングに分泌量が減る女性ホルモンのプロゲステロンがたくさん分泌されつづけ、生理前に起きやすい便秘や胸のチクチク、だるさ・眠さを強く感じることが。また、体温の高い状態が続くため熱っぽさを感じたり、子宮《しきゅう》が大きくなることでおなかや腰がはったりする人も。胃もたれや胸やけ、吐き気、特定のにおいが苦手になるなど「つわり」の症状がみられて妊娠に気づくことも。

その後も、おなかが大きくなるにつれて、腰や背骨に負担がかかって痛みが出るなど、妊娠中は心身ともに変化が大きい時期です。

妊娠のサイン

- 生理がこない
- 体がだるくて眠気が強い
- つわりで食欲がなくなり、胸やけや吐き気がする
- 体温が高い時期が続く
- 少量の出血がある
- 胸がチクチクする
- おりものが増える

妊娠の確認には検査薬を使用

男女がセックスをしたあと、生理が予定日になっても来ないときは妊娠の可能性があります。妊娠しているかを確認するには、薬局などで買える「**妊娠検査薬**《にんしんけんさやく》」を使います。受精卵が着床すると、妊娠中に赤ちゃんに酸素や栄養を届ける役目をする「**胎盤**《たいばん》」という器官がつくられま

す。妊娠検査薬は、胎盤《たいばん》のもとになる絨毛《じゅうもう》から分泌されるhCG（ヒト絨毛性《じゅうもうせい》ゴナドトロピン）というホルモンに反応するしくみです。hCGはおしっこの中に排出されるので、妊娠検査薬におしっこをかけて検査をします。

検査は生理の予定日より1週間以上たってからでないと正しい結果が出ません。陰性の反応が出ても、生理が来なくて、妊娠しているサインがあるときは、数日空けて再度検査を。

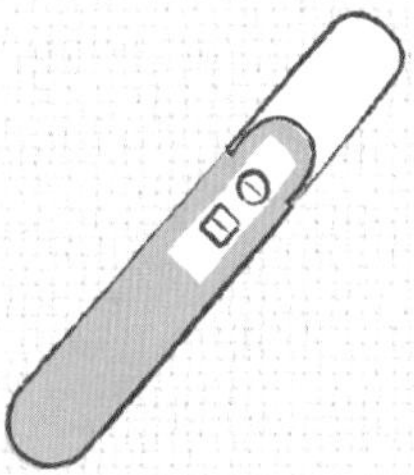

使うときは、説明書に従って正しく行わないと正確な結果が出ません。色が薄くてもラインが出たら陽性とみなします。

妊娠したら必ず産婦人科にかかりましょう

妊娠検査薬で陽性の反応が出たら、必ず産婦人科を受診して正常な妊娠か確認しましょう。まれに子宮内膜《しきゅうないまく》以外の卵管《らんかん》や卵巣《らんそう》などに受精卵が着床してしまう**子宮外妊娠《しきゅうがいにんしん》（異所性妊娠《いしょせいにんしん》）**が起きている可能性もあり、その場合はすぐに処置をしないと母体の生命にかかわることがあります。

産婦人科で内診や超音波検査をしてもらって妊娠が確定したら、出産までは定期的に妊婦健診《にんぷけんしん》を受けて、おなかの中で赤ちゃんが正常に育っているかを確認する必要があります。妊娠中の生活で気をつけることなども医師に聞いておいたほうがいいので、早めに産婦人科の受診を。

知っておきたい！妊娠《にんしん》したいときにやるべきこと

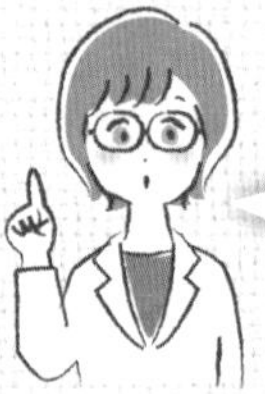

「そろそろ妊娠をしたいな」と考えるようになったら、妊娠に備えてやっておいてほしいことがあります。知らずに妊娠をしてしまうと、あなた自身や生まれてくる赤ちゃんが困ることになってしまいます。

基礎《きそ》体温《たいおん》から自分の生理周期をチェックします

妊娠をするためには、卵巣《らんそう》から卵子が排出される排卵のタイミングにセックスをする必要があります。前もって排卵のタイミングがわかると妊娠できる確率が上がります。排卵のタイミングを簡単に知ることができるのが、基礎体温を計ることです。

基礎体温は0・01℃単位の体温の変化を記録できる専用の**婦人体温計《ふじんたいおんけい》**を使います。また、毎朝同じ時間・同じ条件で計らないと正しい結果にならないので、朝起きてすぐにふとんの中で計るのがいいです。結果は紙に書くのでもいいですし、生理周期を管理するアプリに入力すると自動でグラフにしてくれる機能もあります。結果をグラフで見ると生理のたびに同じタイミングで排卵しているわけでなく、どんなときに排卵がずれるのかもわかり、妊娠しやすいタイミングが見えてくるでしょう。

一般的な基礎体温表

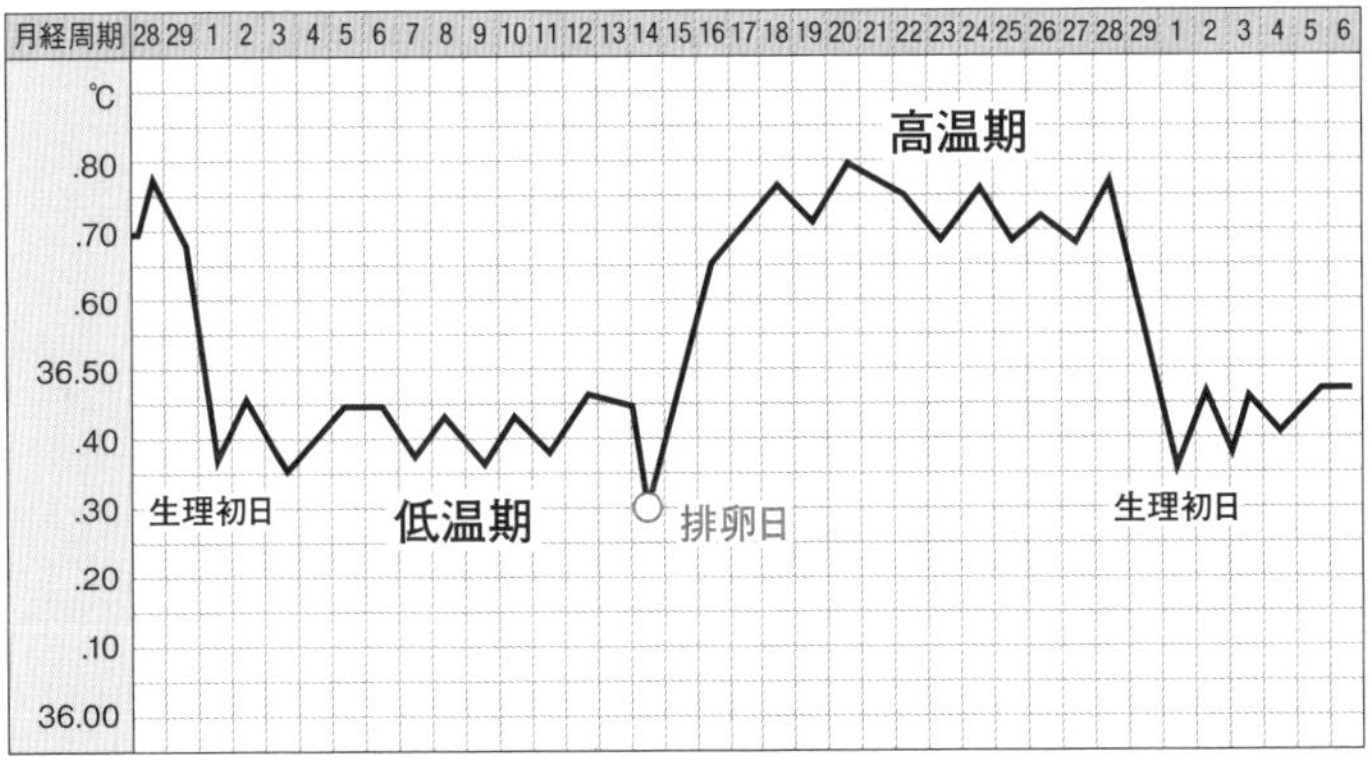
月経周期
28 29 1 2 3 4 5 6 7 8 9 10 11 12 13 14 15 16 17 18 19 20 21 22 23 24 25 26 27 28 29 1 2 3 4 5 6
℃
.80
.70
.60
36.50
.40
.30
.20
.10
36.00
高温期
生理初日
低温期
排卵日
生理初日

生理周期が28日前後の場合は、生理初日から数えて14日目くらいにぐっと体温が下がるタイミングがあり、そのあたりが排卵日です。その後、次の生理までは体温が高くなる高温期が来て、生理初日からは体温が低くなる低温期に。

自分の体が妊娠可能かもチェックしてからに

生理が来ていれば必ず妊娠できるわけではありません。基礎体温を計って、低温期と高温期の見分けがつかない場合は、無《む》排卵《はいらん》月経《げっけい》や卵巣《らんそう》の病気が起きているかもしれません。産婦人科では「**ブライダルチェック**」という妊娠をさまたげるような病気や妊娠・出産に影響する感染症にかかっていないか確認する検査を受けられます。妊娠の希望があるなら、20歳以降は定期的に産婦人科で検査を受けておくと安心ですね。

また、母子手帳から予防接種歴を確認し、風《ふう》疹《しん》やおたふく風邪など妊娠中にかかると赤ちゃんに影響が出る感染症の抗体があるか調べておき、必要な予防接種を受けましょう。

知っておきたい！出産《しゅっさん》のしくみ

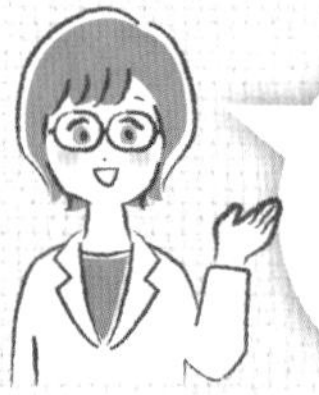

妊娠直前の生理1日目を「妊娠0日」として、7日ごとに「妊娠1週」「妊娠2週」と進んでいきます。妊娠0日から280日後、40週0日が出産予定日に。ですが予定通りにいかないのが妊娠・出産です。

出産はひとつの命を生み出す奇跡の仕組み

赤ちゃんがいつ生まれてくるのかは赤ちゃん本人にしかわかりません。妊娠37週0日から妊娠41週6日までの出産を「**正期産**《せいきさん》」と呼び、その間であれば子宮《しきゅう》の中で赤ちゃんが十分に育って、いつ生まれても大丈夫です。正期産《せいきさん》より早く生まれてしまう「**早産**《そうざん》」や正期産《せいきさん》の時期をすぎる「**過期妊娠**《かきにんしん》」もあります。

赤ちゃんが「外に出よう！」と決めると、少量の出血が起きる「**おしるし**」や、羊水《ようすい》という赤ちゃんを守っている水分が膣《ちつ》から出てくる「**破水**《はすい》」が起きます。その後、赤ちゃんを外に押し出そうと子宮《しきゅう》が収縮する「**陣痛**《じんつう》」がやってくるのです。赤ちゃんを外に出す「**分娩**《ぶんべん》」で誰も予想できないことが起き、命の危険にさらされてしまうことも100%ないとは言えません。妊娠したら生まれるのが当たり前ではないことは覚えておいてほしいです。

初産婦《しょさんぷ》の分娩《ぶんべん》の流れ

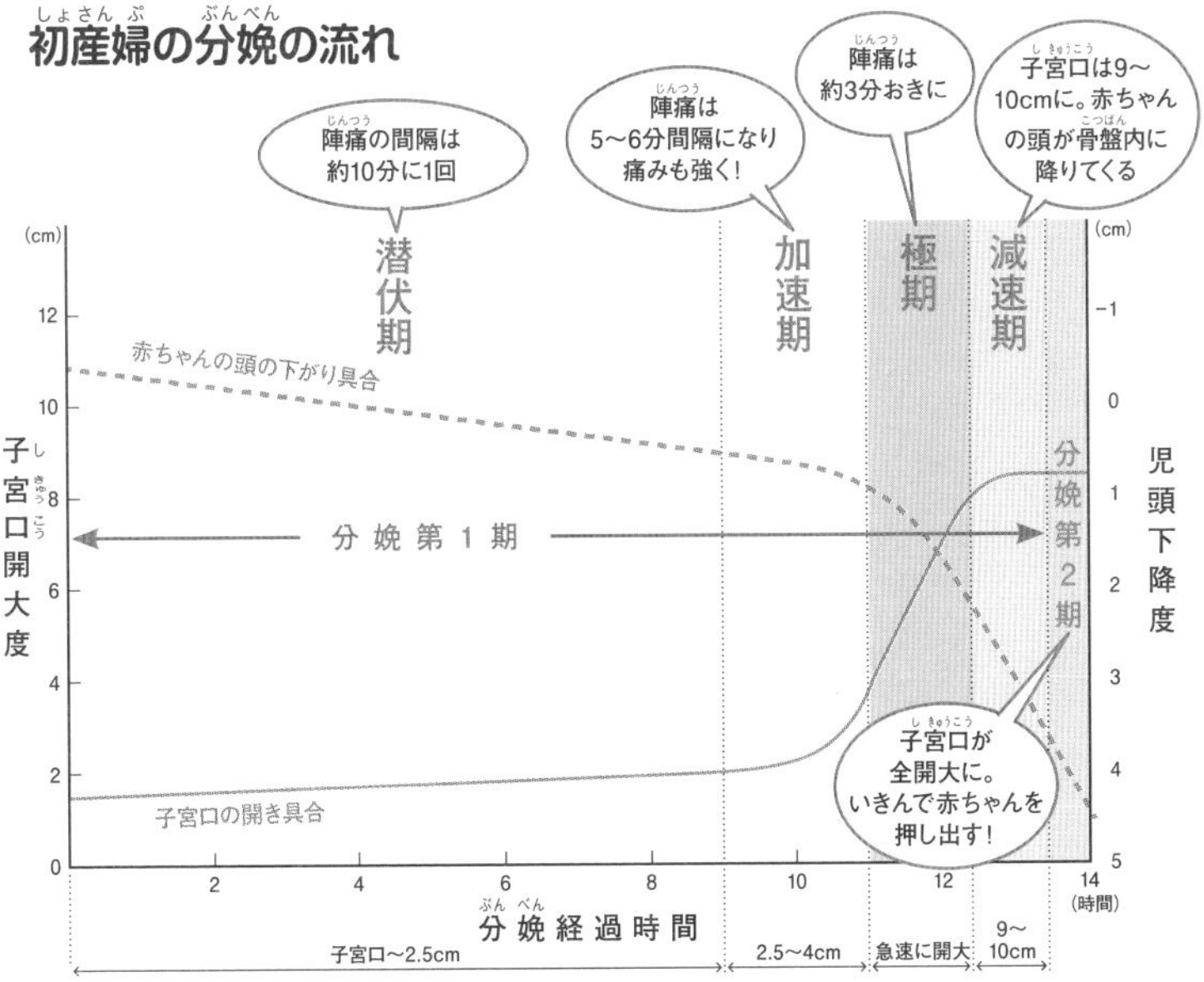

陣痛《じんつう》の間隔は約10分に1回
陣痛《じんつう》は5〜6分間隔になり痛みも強く！
陣痛《じんつう》は約3分おきに
子宮口《しきゅうこう》は9〜10cmに。赤ちゃんの頭が骨盤《こつばん》内に降りてくる
潜伏期
加速期
極期
減速期
(cm)
12
10
8
6
4
2
0
子宮口《しきゅうこう》開大度
赤ちゃんの頭の下がり具合
分娩第1期
分娩第2期
子宮口の開き具合
子宮口《しきゅうこう》が全開大に。いきんで赤ちゃんを押し出す！
(cm)
−1
0
1
2
3
4
5
児頭下降度
2
4
6
8
10
12
14
(時間)
分娩《ぶんべん》経過時間
子宮口〜2.5cm
2.5〜4cm
急速に開大
9〜10cm

分娩《ぶんべん》の時間経過と子宮口《しきゅうこう》の開き具合《ぐあい》、赤ちゃんの頭の腟口《ちつこう》に向けた下がり具合の標準的な関係をグラフにした「フリードマン曲線」と呼ばれる表です。赤ちゃんの頭が子宮口《しきゅうこう》の近くに降りてくるのと、子《し》宮口《きゅうこう》が開くのが同時に進んでいき、子宮口《しきゅうこう》が9〜10cm開くと赤ちゃんが出てこられるようになります。それに合わせて陣痛《じんつう》はだんだん痛みの間隔が短くなっていきます。かかる時間は個人差が大きいです。

さまざまな出産の形

無痛分娩《むつうぶんべん》

鎮痛薬《ちんつうやく》の点滴で、陣痛《じんつう》の痛みをやわらげる分娩《ぶんべん》方法です。産後の回復が腟《ちつ》からの分娩《ぶんべん》よりもスムーズと言われています。鎮痛薬《ちんつうやく》の管理が必要なため、分《ぶん》娩《べん》ができるすべての病院や産院《さんいん》でできるわけではありません。希望する場合は病院や産院《さんいん》との相談が必要です。

帝王切開《ていおうせっかい》

母体や赤ちゃんに何らかの問題が起きていて、腟《ちつ》からの分娩《ぶんべん》は危険とみなされた場合は、おなかを切って赤ちゃんを取り出す帝王切開《ていおうせっかい》手術を行います。陣痛《じんつう》を経験しないのでラクな気がしますが、手術なので普通の分娩《ぶんべん》よりもリスクはあります。

知っておきたい！ さまざまな 妊娠《にんしん》・出産《しゅっさん》のリスク

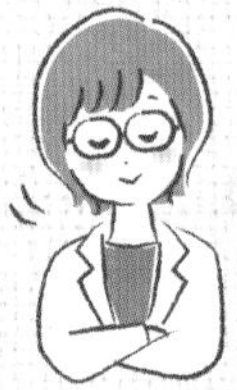

希望すれば誰でも妊娠、出産できるわけではなく、なかなか妊娠できないことや出産までに赤ちゃんが亡くなってしまうこともあります。それらのリスクも知っておいてほしいです。

年齢とともに妊娠できる確率は下がる

赤ちゃんを産《う》んで育てるかどうかはそれぞれが自由に決めていいことですが、赤ちゃんがほしいと思っても、生理があればいつでも妊娠できるわけではありません。女性の卵巣《らんそう》の中には生まれたときには卵子が約200万個ありますが、そこから何もしなくても毎日数十個がなくなり、生理が終わる閉《へい》経《けい》のころにはほとんど残っていません。また、卵子も年を取るので、20代の卵子と40代の卵子では妊娠のしやすさが変わってきます。45歳以上になると、妊娠や出産はとても難しくなるのです。

年代別自然妊娠の確率

年齢	生理1周期あたりの確率	流産の発生率
20代	25～30%	10%
30～34歳	25～30%	10%
35～39歳	約18%	25%
40～44歳	約5%	40%
45歳	約1%	50%

不妊治療《ふにんちりょう》はお金も気持ちも負担が大きいもの

年齢だけでなく、病気などで妊娠しづらくなっている男女のために**不妊治療《ふにんちりょう》**があります。不妊治療《ふにんちりょう》の結果、赤ちゃんを授《さず》かる人も少なくはないですが、たびたび治療を受けることは、時間もかかり、体と心もくたびれるものです。住んでいる都道府県や市区町村から助成金《じょせいきん》が出ることもありますが、高度な治療を何度も受けようとするとお金も必要です。また治療をしても必ず赤ちゃんを授《さず》かれる保証はないため、なかなか結果が出ない場合、いつまで治療を続けるかも悩む人が多いです。

不妊治療《ふにんちりょう》を受けるにしても、やはり年齢が進むと、男女ともに卵子や精子の数が少なくなるため、体外受精《たいがいじゅせい》や顕微授精《けんびじゅせい》を行ったとしても、受精しなかったり、着床しても胎児《たいじ》にまで育たなかったりすることが増えてきます。

不妊治療の方法

●タイミング法

排卵日を予測し、そこに合わせてセックスを行う治療。排卵予定日より前に卵胞《らんぽう》の大きさを測定したり、おしっこの中や血液中の排卵をうながすホルモンの量を測定したりする。

●排卵誘発法《はいらんゆうはつほう》

薬を飲んだり注射を打ったりして排卵を起こさせる方法。排卵がない人や排卵が起こりにくい人に対して行うことが多い。

●人工授精《じんこうじゅせい》

男性の精子に問題があるときに向いている方法。精液を採取して、運動している精子を集めて、排卵の時期にあわせて子《し》宮《きゅう》内に注入する。

●体外受精《たいがいじゅせい》

膣《ちつ》から卵巣《らんそう》に針を刺して卵子を取り出し、体外で精子と受精させた受精卵を子宮《しきゅう》に戻す方法。ひとつの精子を直接卵子に注入して受精を促す方法は顕微授精《けんびじゅせい》と呼ばれる。

胎《たい》児《じ》に影響が出る感染症に気をつけて

妊娠中に母親が感染すると、胎盤《たいばん》を通じておなかの赤ちゃんも感染してしまい、重篤《じゅうとく》な症状や障害を引き起こす病原体があります。そのような病原体をまとめて「**TORCH《トーチ》症候群《しょうこうぐん》**」と呼んでいます。TORCH症候群の中には、性感染症に分類される梅毒《ばいどく》トレポネーマ（P.105）、クラミジア（P.106）、単純ヘルペスウイルス（P.108）、HIV（P.109）、予防接種で抗体を持つことができる風疹《ふうしん》や水痘《すいとう》（水ぼうそう）などもふくまれていますが、ワクチンがなく、日本で発生頻度が高いのが**トキソプラズマ**と**サイトメガロウイルス**です。トキソプラズマは生や加熱不十分な肉を食べること、ネコのふんをさわることで感染します。サイトメガロウイルスは子どもの唾液《だえき》や尿から感染します。どちらも日常生活の中で感染する危険があるので注意しておきたいです。

胎《たい》児《じ》に影響が出るおそれのある病原体

病原体の名前	感染経路、胎《たい》児《じ》への影響など
ヒトパルボウイルスB19	伝染性紅斑《でんせんせいこうはん》（りんご病）を起こすウイルス。妊娠初期に感染すると、流産《りゅうざん》を引き起こすことがある。
トキソプラズマ	トキソプラズマがふくまれている肉を生や十分に加熱していない状態で食べる（生ハム、ローストビーフ、馬刺しなど）、トキソプラズマに感染しているネコのふんやふんが混じった土をさわることで感染する。胎《たい》児《じ》に感染がおよぶと流産《りゅうざん》や死産《しざん》のほか、脳や目の障害が起きることがある。
サイトメガロウイルス	感染している子どもの唾液《だえき》や尿を通じて感染することが多い。妊娠初期に母親が感染し、胎《たい》児《じ》にうつると形成中の脳や耳、目、内臓に悪い影響がおよぶことがある。
風疹《ふうしん》	免疫《めんえき》のない妊婦が妊娠初期に感染すると、胎《たい》児《じ》が感染し、心臓や耳、目などに障害が起きることがある。

どんなに注意していても流産《りゅうざん》が起きることはある

おなかに宿った赤ちゃんが、妊娠22週未満で亡くなってしまうことを「**流産**《りゅうざん》」といいます。妊娠22週以降は「**死産**《しざん》」という言い方になります。妊娠した女性の約40%が流産《りゅうざん》しているとも言われていて、妊娠12週までの妊娠して間もない時期での流産《りゅうざん》が8割以上です。お母さんが激しい運動や仕事で無理をしたせいで流産《りゅうざん》をすることはほとんどなく、ほとんどは赤ちゃんの染色体《せんしょくたい》の異常などで育つのが難しかったためです。流産《りゅうざん》が起きると、お母さんは「私のせいかも」と考えるかもしれませんが、妊娠したことがわかって、体調に注意をはらっていても流産《りゅうざん》は起きるのです。

出血や腹痛があって流産《りゅうざん》に気づくこともありますが、気づかないまま病院で診察や健診を受けた際にわかることもあります。

切迫流産《せっぱくりゅうざん》

胎児《たいじ》が子宮《しきゅう》の中に残っていて、流産《りゅうざん》の一歩手前の状態です。安静にすごすことなどによって妊娠を継続できる可能性があります。なお、妊娠22週以降は切迫早産《せっぱくそうざん》といい、妊娠継続のため入院して治療を行う場合も。

化学流産《りゅうざん》（生化学的妊娠）

超音波検査で妊娠が確認できる前の、かなり早い時期に流産《りゅうざん》してしまったことをいいます。妊娠検査薬を使って検査をしなければ、妊娠とは気づかない場合も。特に治療などは必要ありません。

流産《りゅうざん》はくりかえすことがあります

まれに、2回以上続けて流産《りゅうざん》を経験する人がいます。2回くりかえすと「**反復流産**《はんぷくりゅうざん》」、3回以上になると「**習慣流産**《しゅうかんりゅうざん》」と呼ばれます。流産《りゅうざん》は経験する人が多いとは言いますが、3回以上くりかえすことは、かなり少ないケースです。そのようなケースは、お母さんまたはパートナーに何か病気がかくれていることもあるので、今後の妊娠を希望する場合には検査を行って原因を特定するようにします。

流産《りゅうざん》のリスクになる要因としては、抗《こう》リン脂《し》質抗体《しつこうたい》という流産《りゅうざん》や死産《しざん》を引き起こす物質が血液中に存在する、血液が固まりやすい、子《し》宮《きゅう》の形が普通とちがう、父親や母親の染色体《せんしょくたい》異常《いじょう》、甲状腺《こうじょうせん》の機能異常や糖尿病《とうにょうびょう》などがあります。ただ、検査を行っても、半数程度の人たちは原因の特定が難しいとも言われています。

「不育症《ふいくしょう》」とは？

自然妊娠はするものの、妊娠22週未満での流産《りゅうざん》、妊娠22週以降の死産《しざん》を2回以上くりかえす状態を「不育症《ふいくしょう》」といいます。「反復流産《はんぷくりゅうざん》」や「習慣流産《しゅうかんりゅうざん》」も不育症《ふいくしょう》にふくまれます。子宮《しきゅう》の中に赤ちゃんの袋が見える前に流産《りゅうざん》してしまう化学流産《りゅうざん》（生化学的妊娠）は不育症《ふいくしょう》の流産《りゅうざん》回数にはふくまれていません。何が不育症《ふいくしょう》の原因になっているかを検査し、適切な治療や出産につなげるための助成事業を行っている都道府県もあります。

母体が高齢になるほど妊娠・出産はハイリスクに

35歳以上になると妊娠しづらくなるというのはお伝えしましたが、35歳以上では妊娠できても流産《りゅうざん》する確率も高くなっていきます。40歳以上になると流産《りゅうざん》率は約40%になり、受精卵の染色体異常《せんしょくたいいじょう》のために2回続けて流産《りゅうざん》することもめずらしくないのです。

また、35歳以上ではじめて出産することを「**高齢出産《こうれいしゅっさん》**」と呼びます。高齢出産の場合、妊娠中に高血圧の症状が出る妊娠高血圧症候群《にんしんこうけつあつしょうこうぐん》にかかる確率が高くなります。子宮口《しきゅうこう》は高齢になると硬くなるため、出産に時間がかかって母子ともに負担がかかることも多いです。

いつまでも見た目の若々しい人が増え、著名人で高齢出産をする人もいますが、卵子や体の老化は止められません。将来出産を考えるなら、リミットはあることを知っておきましょう。

特別《とくべつ》養子《ようし》縁組《えんぐみ》や里親《さとおや》制度について

赤ちゃんを望んでも自分で産むことがかなわない場合、特別養子縁組や里親制度を利用して、生みの親が育てることの難しい赤ちゃんを代わって育てる形もあります。特別養子縁組は育ての親と子どもが戸籍《こせき》上も実の親子になること、里親制度は生みの親が育てるのが難しい子どもを一時的に預かって育てる制度です。

知っておきたい！ 避妊《ひにん》について

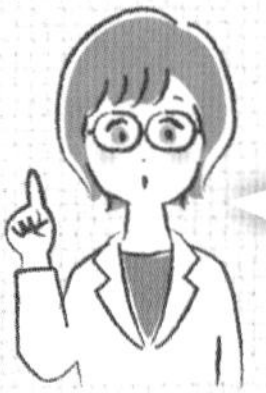

生理が始まっている女性であれば、小学生でもセックスをして妊娠する可能性があります。妊娠の知識とともに、妊娠しないために行う「避妊《ひにん》」の知識は自分の体と人生を守るために必要です。

100%確実な避妊《ひにん》方法は セックスをしないことだけ

妊娠を望まない男女カップルがセックスをする際に妊娠しないようにすることを「**避妊《ひにん》**」といいます。避妊《ひにん》にはいくつかの方法がありますが、どの方法もやり方に誤《あやま》りがあると、効果がなくなって妊娠してしまう可能性があります。そのため、100%妊娠しない方法は「セックスをしないこと」しかありません。

男女がセックスをするときには、避妊《ひにん》についての知識を学び、性感染症の予防についても考えながら、どの方法がいいのか話し合って決めていってほしいと思います。主な避妊《ひにん》方法としては、男性がコンドームをつける、女性がピルを飲む、女性の子宮《しきゅう》に避妊具《ひにんぐ》を入れるなどがあります。例えばコンドームをつけるのとピルを飲むのを組み合わせると、避妊《ひにん》の効果が高くなります。

主な避妊《ひにん》の方法

コンドーム

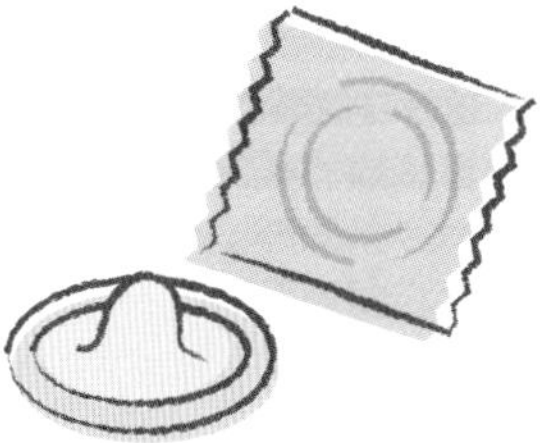

男性のペニスにぴったりとかぶせて使うゴムなどの素材でできた袋です。射精《しゃせい》で出た精子が女性の膣《ちつ》に入らないようにするのにくわえて、性感染症の予防にもなります。ゴムアレルギーでかぶれてしまう場合はポリウレタン製のものも。保管状態によっては破れやすくなるので、予備も用意しておくことが大切です。

低用量ピル（経口避妊薬《けいこうひにんやく》）

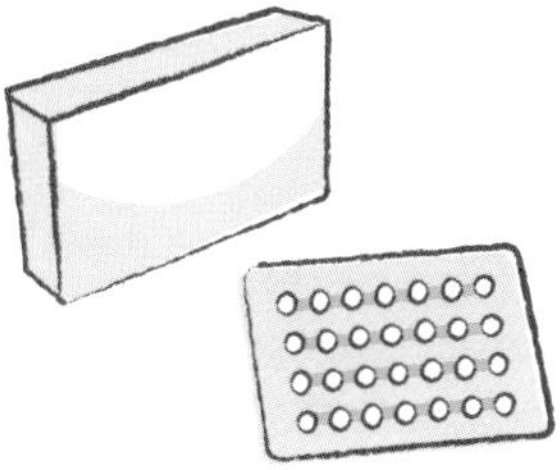

女性が毎日1錠飲むことで排卵をおさえられる薬です。コンドームよりも避妊《ひにん》効果は高いですが、性感染症の予防にはなりません。飲み忘れが続いたり、飲んで2時間以内に吐いたり下痢をしたりすると避妊《ひにん》効果が下がってしまいます。生理の治療でピルを飲んでいる場合は、避妊《ひにん》用としても効果があるか医師に確認しておきましょう。

子宮内避妊具《しきゅうないひにんぐ》

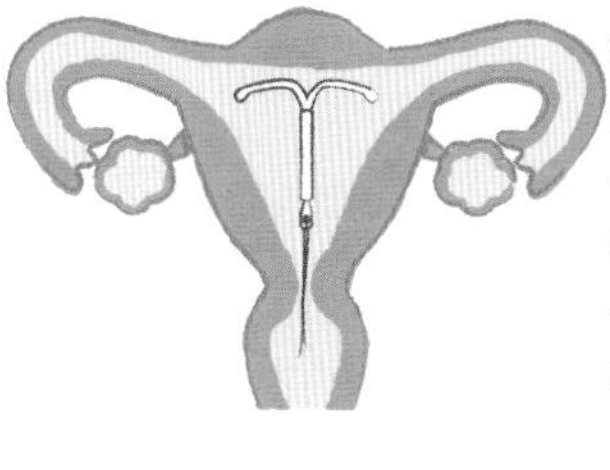

3cmくらいのやわらかいプラスチック製の器具を子宮《しきゅう》内に入れることによって、受精卵の着床を防ぎます。銅イオンや黄体《おうたい》ホルモンを放出することで、子宮《しきゅう》内に精子が入ってくるのをおさえたり、受精を防いだりするものも。黄体《おうたい》ホルモンを放出するものは、重い生理痛や過多月経《かたげっけい》の治療にも使われることがあります。

「もしも」のときはアフターピルを！

コントームで避妊《ひにん》をしていても、破れてしまうなど避妊《ひにん》が不十分だった場合は、セックスから72時間以内に飲むと避妊《ひにん》効果が高い「**アフターピル**」という薬を使うことができます。早く飲むほど効果がみられるので、心配があればすぐに産婦人科に相談をしましょう。どの産婦人科でも処方してもらえるわけではないので、インターネットで「○○（住んでいる市区町村名） 産婦人科 アフターピル」と検索して調べてみるといいです。

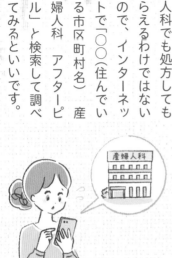

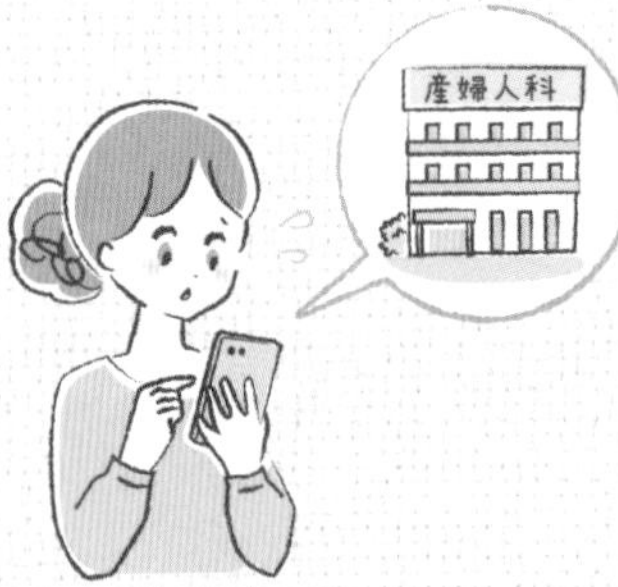

Q 排卵日でなければ避妊《ひにん》しなくても大丈夫？

A 排卵日がずれるなど妊娠する可能性があります

生理管理のアプリなどでだいたいの排卵日を予想することはできますが、ちょっとした体調の変化で排卵はすぐにずれるものです。そのため、排卵予定日以外でも妊娠する可能性はあります。また、精子は子宮《しきゅう》に入ってから5日くらい生き延びることもあるので、生理中のセックスでも妊娠することがあります。生理中は子宮《しきゅう》に雑菌《ざっきん》が入って炎症も起こしやすいので、避妊《ひにん》するとしてもセックスはしないほうがいいです。

Q 射精《しゃせい》後に膣《ちつ》をよく洗えば妊娠しない？

A すでに精子が子宮《しきゅう》に入っていて避妊《ひにん》にはなりません

精子はすぐに子宮《しきゅう》の中に入ってしまうので、射精《しゃせい》後に膣《ちつ》を洗っても避妊《ひにん》していなければ妊娠する可能性はあります。ただ、セックスで膣《ちつ》や子宮《しきゅう》にばい菌が入ることがあるので、セックス後は弱めのシャワーで性器を洗うと膀胱炎《ぼうこうえん》などの予防になります。なお、射精《しゃせい》の直前にペニスを抜く膣外射精《ちつがいしゃせい》（外出《そとだ》し）は、射精《しゃせい》前に出る「がまん汁」という液に精子が混じっていることがあるので避妊《ひにん》の方法とはいえません。

Q コンドームを使っても妊娠することがある？

A コンドームが破損《はそん》するなどで妊娠の可能性が

コンドームが破れたり穴が開いたりしているのに気づかなかったとき、コンドームをつける前やはずしたあとに精子が子宮《しきゅう》に入ることがあったときには、コンドームを使っても妊娠してしまうことがあります。コンドームで避妊《ひにん》をしたはずなのに、生理が予定日から1週間すぎても来ないときにはドラッグストアで妊娠検査薬を買って妊娠しているかを確認しましょう。

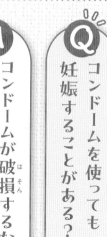

望まないセックス、妊娠《にんしん》が起きたら

もしも同意なくセックスをされたら、望んでいないのに妊娠をしてしまったら。どちらもすぐに対処する必要があります。起きないようにするのが大切ですが、いざというときのため、どうしたらいいか知っておいてくださいね。

妊娠がわかったら先延ばしにせずどうするかを考える

生理が遅れていて、妊娠検査薬を使ったところ陽性の反応が出たときに、あなたが選べる方法は3つです。ひとつ目は「妊娠を継続して子どもを出産すること」。ふたつ目は「妊娠22週未満で子どもを育てられない場合は、人工妊娠中絶《じんこうにんしんちゅうぜつ》の手術を受ける」。そして3つ目は「妊娠22週をすぎていると中絶手術はできないので、子どもを出産する。ただし自分で育てられない場合は特別養子《とくべつようし》縁組《えんぐみ》などの制度でほかの人に育ててもらう」。

どの方法を選ぶかは、そのときのあなたと相手の男性の気持ちと状況によって話し合って決めます。どれが一番良いとか悪いということはありません。ただし中絶手術は妊娠21週までしかできないので、中絶を希望するのであれば、先延ばしにせず早めに決断をしましょう。

中絶は女性の体と心を傷つけます

妊娠12週未満での初期中絶の場合は、**子宮内《しきゅうない》容除去術《ようじょきょじゅつ》**といい、子宮口《しきゅうこう》を広げる処置をしたあと、麻酔《ますい》をして、子宮《しきゅう》の内容物を除去します。体調に問題がなければその日のうちに帰宅できます。妊娠12週以降22週未満は、子宮収縮剤《しきゅうしゅうしゅくざい》を使って人工的に陣痛《じんつう》を起こして流産《りゅうざん》をする方法です。赤ちゃんを出産するときと同じなので、体に負担がかかり、数日程度入院することになります。また、役所に「死産届《しざんとどけ》」を提出して胎児《たいじ》の埋葬許可証《まいそうきょかしょう》をもらう必要もあります。

中絶手術後は自分を責める気持ちになり、落ちこむ人が多いです。うつや不眠の症状があれば心療内科《しんりょうないか》を受診して治療を受けます。

Q 中絶手術をうけると将来妊娠しにくくなる？

A 将来の妊娠に影響が出ることはほとんどありません

子宮内容除去術《しきゅうないようじょきょじゅつ》で子宮内膜《しきゅうないまく》が傷ついて、不妊症《ふにんしょう》の原因になることがごくまれにありますが、中絶手術によって妊娠しにくくなったり、妊娠したときに何か影響が出たりすることはほとんどありません。ただ、中絶手術を何度もくりかえすと、女性の体と心に負担がかかるのは確実です。

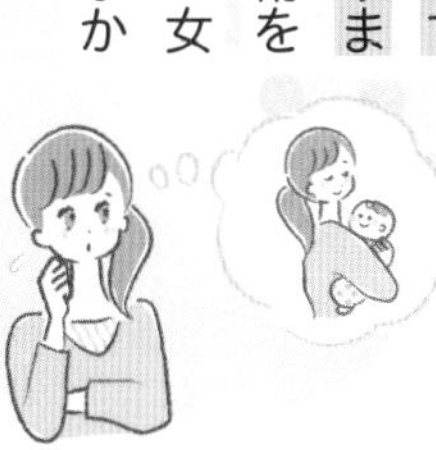

中絶を考えるのであれば、早めに決断したほうが、女性の体への負担は少なくなります。

「妊娠したかも?」ひとりで抱えこまずに相談を!

妊娠検査薬で陽性がわかったけれど、相手の男性や家族にはすぐに相談ができない、産婦人科を受診するのがこわい、受診や中絶手術のためのお金がないなど困ったときは無料で電話やメールで相談にのってくれて、どうしたらいいか一緒に考えてくれるサービスがあります。名前を言わなくても大丈夫ですし、秘密も守ってくれるので安心して利用してください。

◎全国妊娠SOSネットワーク

全国のにんしんSOS相談窓口

https://zenninnet-sos.org/contact-list

◎よりそいホットライン

https://www.since2011.net/yorisoi/

☎0120-279-338

女性支援専門ライン(女性スタッフ対応)はガイダンスが流れたら「3」をプッシュ

性暴力《せいぼうりょく》にあったら

とても混乱して心も体も傷つくと思います。避妊をせずにセックスをした場合は、あなたの体の状態を確認するために病院を受診し、妊娠することを避けるためにアフターピルの処方を受けたほうがいいです。病院の診察代や薬代が無料になることもあるので、必要な支援とつないでくれる通話料と相談無料の「性犯罪・性暴力被害者のためのワンストップ支援センター」に必ず連絡しましょう。

◎性犯罪・性暴力被害者のためのワンストップ支援センター

☎#8891(全国共通)

【はやくワンストップ】と覚えておきましょう

5章

閉経《へいけい》と更年期《こうねんき》

年齢とともに心と体は変化します

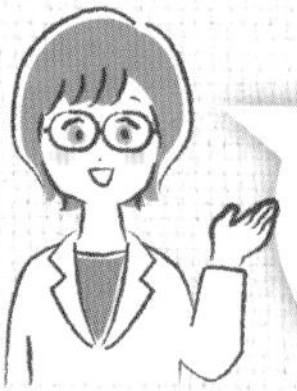

初経《しょけい》が始まり、大人の女性の体が完成し、妊娠出産の適齢期《てきれいき》がやってきて、それがすぎるとまた女性の心と体はホルモンのはたらきで大きく変化していきます。どんな変化が起きるのでしょう。

妊娠、出産する年齢がすぎると再び体に大きな変化が

生理は一生続くものではなく、妊娠・出産に適さない時期になると終わります。これを「閉経《へいけい》」といいます。そして、閉経《へいけい》の前後の10年間を「更年期《こうねんき》」といいます。あなたのお母さんもおばあちゃんも、まわりの大人の女性も、いつかは更年期を経験して生理が止まるのです。

生理が始まったころはホルモンバランスが安定せず、さまざまな不調がありますが、更年期もホルモンの量が減っていくことでバランスが乱れ、「更年期症状《こうねんきしょうじょう》」と呼ばれるさまざまな不調が出やすいです。

閉経《へいけい》は50歳ぐらいの人が多く、45〜55歳ごろが更年期という人が多いです。ただ閉経《へいけい》する時期も人それぞれなので更年期の時期もバラバラです。

Q 生理があるのに更年期症状も起きる？

A 閉経《へいけい》前の5年間は生理が続き、更年期症状も

閉経《へいけい》の前の5年間も更年期にあたるので、生理が続いていても更年期症状が出ることはありえます。いつごろからどのような症状が出るのかは人それぞれなので「更年期を感じないまますぎてしまった」という人もいれば、「寝こむことが増えて、日常生活が送れなかった」という人もいます。ただ、更年期に入ると生理周期がばらばらになったり、出血量が減ったりと、生理の変化を感じることは多いです。

Q 生理の不調がきついと更年期に起きる症状もきつい？

A きつくなる可能性はあるが心がけ次第で軽くなることも

PMS（月経前症候群《げっけいぜんしょうこうぐん》）の症状が強かった人は、更年期の症状も感じやすいという調査結果があるようです。原因は不明ですが、PMSで頭痛やめまい、冷えなど自律神経《じりつしんけい》にかかわる症状が出る人は、更年期でも同じように自律神経《じりつしんけい》にかかわる症状が出やすい可能性はあります。ただ、生活習慣や適度な運動で症状は軽くなることもあるので、生理の不調が必ず更年期に結びつくわけではありません。

知っておきたい! 閉経《へいけい》について

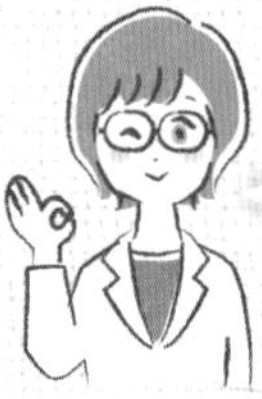

初経《しょけい》がある日突然やってきたように、閉経《へいけい》もある日突然終わりがやってくるのでしょうか？　初経《しょけい》にも「そろそろかな？」というサインがあったように、生理の終わりも何かしらサインがあるようです。

1年間生理がない状態が続いて はじめて「閉経《へいけい》」がわかる

女性ホルモンを出している卵巣がはたらかなくなり、完全に生理が止まることを「閉経《へいけい》」といいます。卵巣《らんそう》の中の卵子がひとつもなくなると閉経《へいけい》するわけではありませんが、閉経《へいけい》するときには生まれたときに約200万個あった卵子はほとんどなくなっていて、排卵しなくなるため妊娠はできなくなります。

生理のない状態が12か月間続いてはじめて「閉経《へいけい》」を判断できます。そのため、昨年の9月が最後の生理で、今年の9月まで生理が一度も来ない状態が続いたときに、ようやく「去年の9月で閉経《へいけい》した」とわかるようになります。日本人女性の平均閉経《へいけい》年齢は50歳ですが、個人差がとても大きいので早い人では45歳ごろ、ゆっくりな人では50代前半ごろに閉経《へいりい》します。

Q あるときいきなり生理が来なくなり閉経《へいけい》する？

A 周期が短くなる、間隔《かんかく》が空くなど変化を経て終わる

閉経《へいけい》の数年前から生理の周期が不規則になり、経血の量が減るなどの変化があります。40代に入ったころから生理周期が25日くらいになる女性が多いですが、ちがうパターンも。次の段階では、生理が2、3か月に一度くらいの周期になり、間隔《かんかく》が空いていきます。生理の周期が長くなると1回の経血量が増えますが、あまりに出血量が多いと感じるときは、産婦人科で相談したほうがいいです。

40歳よりも前に閉経《へいけい》する「早期閉経《そうきへいけい》」もありえる

40歳よりも前に生理が自然に止まって閉経《へいけい》した状態になることを「**早期閉経《そうきへいけい》**」といいます。女性ホルモンの分泌が止まるため、更年期のような症状がみられます。それとは別に、20代〜30代で、ハードワークやストレスでホルモンバランスが乱れて、妊娠ではないのに生理が止まることもあります。

いずれにしても妊娠以外で3か月以上生理が止まったときには産婦人科を受診します。なお、早期閉経《そうきへいけい》の場合、自然妊娠は難しくなりますが、約5〜10％は妊娠が可能と言われています。どのような治療法があるかなど産婦人科医と相談してみましょう。

更《こう》年《ねん》期《き》は誰にでもやってくるもの

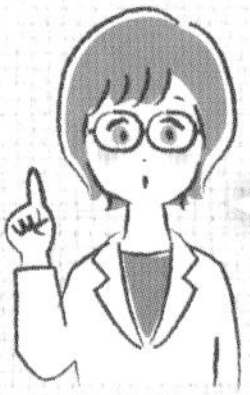

生理がある女性は、いずれどこかで更年期を経験することになります。生理の変化のほかに感じる症状は人それぞれですが、更年期の症状が強く出やすい人には一定の傾向があるようです。

さまざまなストレスが加わりやすい年代と重なる

更年期の時期は、子どもの受験、親の介護、仕事の責任や職場の人間関係などストレスが多い年代です。そのため更年期の症状が強く出る人も。更年期は男女問わずだれもが経験するものですが、女性で症状を強く感じるのは全体の60％ほどとか。40％の人は生理の変化を感じるくらいで不調はないまますごすと言われています。

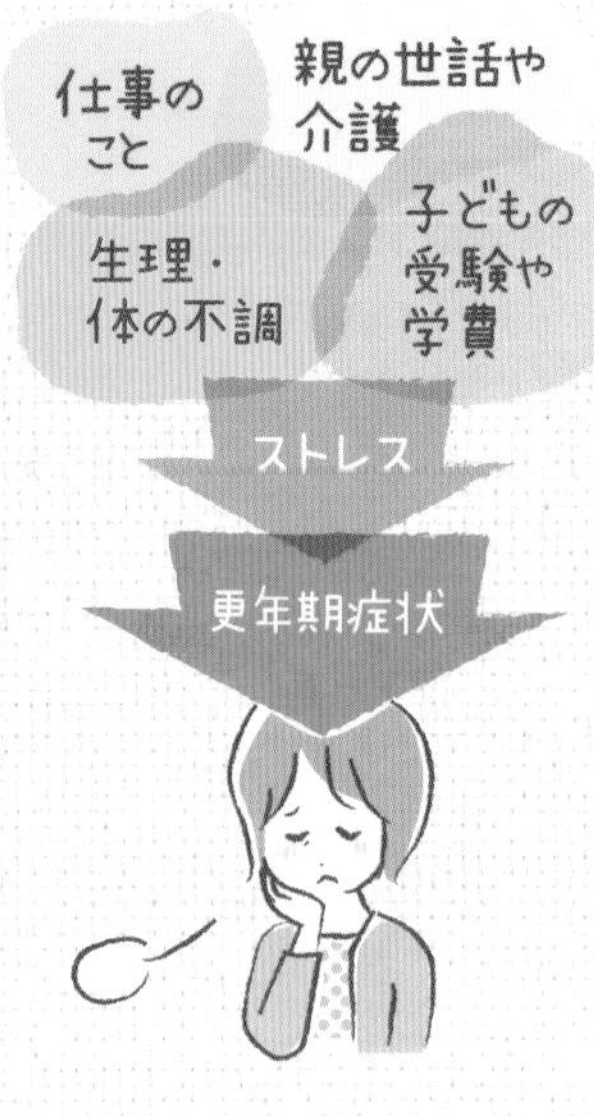
仕事のこと
親の世話や介護
生理・体の不調
子どもの受験や学費
ストレス
更年期症状

Q 更年期の症状が強く出やすい人は？

A ストレスを感じやすい人は更年期症状にも影響が

ストレスが更年期の症状に影響するので、今の自分の生活環境にストレスを強く感じている人やマジメで几帳面《きちょうめん》な人、神経質な人、こだわりの強い人、他人に依存《いぞん》する気持ちが強い人は更年期の症状が重いと言われています。また、出産を経験している人で、産後に不眠になったり、イライラが強かったり、抜け毛がひどかったりと体や心の不調が強かった場合も、更年期の症状が強く出るかもしれません。

Q 子宮《しきゅう》を摘出《てきしゅつ》していると更年期症状は起きない？

A 卵巣《らんそう》が残っていれば40代ごろから更年期症状があります

病気で子宮《しきゅう》を摘出《てきしゅつ》すると、その時点で生理は来なくなりますが、卵巣《らんそう》が残っていれば女性ホルモンは分泌され続けます。そして生理があるのと同じように40代ごろから女性ホルモンが減少していき、更年期の症状が出ます。

更年期の症状がつらければ、子宮摘出《しきゅうてきしゅつ》後であってもホルモン剤などの治療を受けて症状を緩和《かんわ》することができます。産婦人科で相談してみましょう。

更年期《こうねんき》に起きる さまざまな症状《しょうじょう》

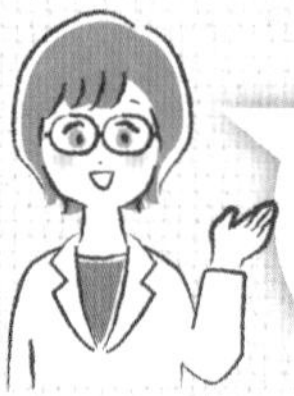

更年期にはどのような症状が起きるのでしょうか？　原因が女性ホルモンの減少によるものなので、生理前や生理中の不調と同じように、体にも心にも、さまざまな症状が起こります。

体だけでなく心にかかわる症状が出てくることも

更年期症状の原因は、女性ホルモンの急激な減少です。生理前や生理中がそうであるように、女性ホルモンのバランスが変わると体と心にさまざまな不調が起こります。性格やそのときの生活環境によって症状の出方は変わるので、母親の更年期がつらそうだったから自分の更年期症状もつらいかというと、そうではありません。

のぼせやほてり、汗をかきやすくなるホットフラッシュはよく耳にする症状ですが、手のこわばりや手足のしびれなど関節に関する症状、肌の乾燥やかゆみも更年期によくみられる症状です。もの忘れ、判断力や集中力の低下、不安感など心の症状も起こることが。

体がだんだんと女性ホルモンが足りない状態に慣れていくことで、症状も落ち着いていきます。

更年期に起こる症状リスト

- ☑ 顔がほてる。のぼせる感じがある
- ☑ 汗をかきやすい
- ☑ 疲れやすい、だるい
- ☑ 手足が冷えやすい
- ☑ 頭痛、めまい、吐き気がする
- ☑ 眠れない。眠りが浅い
- ☑ 動悸《どうき》、息切れがする
- ☑ 肩こり、頭痛、手足の関節痛がある
- ☑ 落ちこみやすい。憂鬱《ゆううつ》な気分になる
- ☑ イライラしやすい。怒りっぽい
- ☑ 忘れっぽい
- ☑ 便秘、下痢、胃もたれ
- ☑ 肌がかゆい。性器がかゆい
- ☑ セックスのときに痛みがある

更年期の症状が気になったら産婦人科へ

更年期の症状が強く出て、日常生活を送るのがつらいときは、ガマンせずに産婦人科を受診しましょう。まだたえられるからと放置していると、もっと症状が強くなってしまうこともあります。産婦人科に行くほどではないと思うときには、専門スタッフによる電話相談のサービスを利用するのもおすすめです。話を聞いてもらうだけでもラクになるかもしれません。

更年期について相談できるサービス

◎公益社団法人女性の健康とメノポーズ協会「女性の健康電話相談」

☎03-3351-8001（火・木・土 11:00〜16:00、相談無料）

https://www.meno-sg.net/association/business/health_support/243/

◎公益社団法人日本助産師会「電話相談」

☎03-3866-3072（毎週火曜日10:00〜16:00、相談無料）

https://www.midwife.or.jp/general/consultation.html

知っておきたい！「更年期《こうねんき》」とまちがえやすい病気

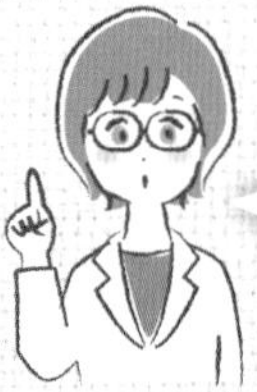

更年期にみられる不調と似たような症状が出る病気があります。特に更年期の年代は、体の変化が大きい時期なので、病気には注意が必要です。「おかしいな」と思ったら受診する習慣を持ちましょう。

「更年期」だと思っていたら重大な病気であることも

体にも心にもさまざまな不調が起きる更年期ですが「これも更年期のせいだろう」と思っていたら、実は重大な病気がかくれていることもありえます。たとえば、2、3か月生理が来ないのは、閉経《へいけい》に向けた変化とは別に、のどにある甲状腺《こうじょうせん》の病気であることも。ほかにも気になる症状があれば内科や内分泌《ないぶんぴつ》系の病院を受診してください。また、生理が来ないことが12か月以上続き、閉経《へいけい》したあとに出血をすることがあります。閉経《へいけい》から1〜2年以内であれば、たまにみられることですが、膣炎《ちつえん》や子宮《しきゅう》体《たい》がんが原因である可能性も。頭痛が強く出ているときも、脳の病気なこともあるので気をつけてほしいです。

小さなことでも不調があれば、一度受診してみることで適切な治療に結びつきます。

体調の変化を感じたら かかりつけ医に相談を

めまいや耳鳴《みみな》りなら耳鼻咽喉科《じびいんこうか》、頭痛なら脳《のう》神経外科《しんけいげか》、心の不調なら心療内科《しんりょうないか》など、気になる症状にあわせて受診するのでも構いませんが、「更年期の症状かも」と思ったら、かかりつけの産婦人科や更年期外来を受診して相談するといいかもしれません。

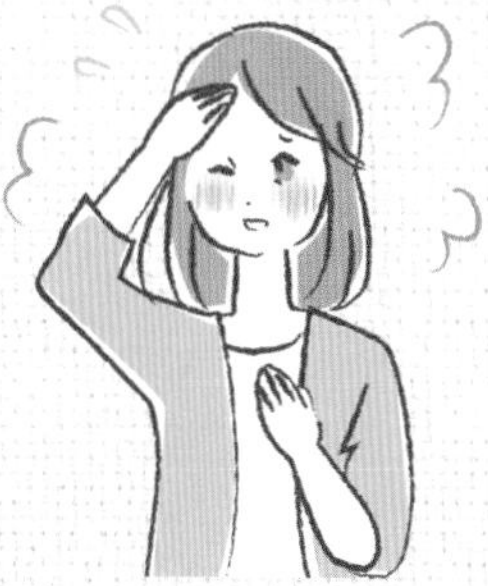

更年期に似た症状が出る病気

病気の名前	症状
バセドウ病（甲状腺《こうじょうせん》の病気）	のぼせ、冬でもたくさん汗が出る、動悸《どうき》がする、やせてきた
橋本病《はしもとびょう》（甲状腺《こうじょうせん》の病気）	疲れやすい、だるい、冷えを強く感じる、やる気が起きない、太ってきた
メニエール病	めまいをくりかえす、耳鳴《みみな》り、耳がつまった感じ、耳が聞こえにくい
関節リウマチ	手の指の関節に腫れやこわばりがある（ひじやひざ、肩、足首の関節にも症状が出ることがある）
うつ病	気分が落ちこむ、イライラがひどくなる、食欲が落ちる

知っておきたい! GSM《ジーエスエム》(閉経関連《へいけいかんれん》泌尿生殖器症候群《ひにょうせいしょくきしょうこうぐん》)

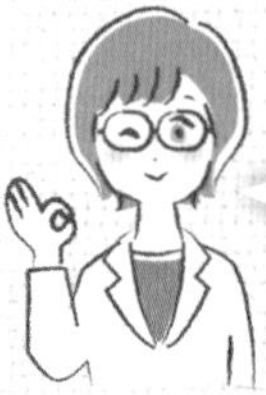

女性ホルモンが減少することで、性器のあたりに変化が起きます。なかなか人には相談しづらいトラブルですが、更年期の女性の多くにみられる症状で、医学的にも認識されるようになりました。

女性ホルモン減少に伴って性器まわりのトラブルが

閉経《へいけい》前後の更年期には、女性ホルモンが少なくなることで、性器の腟《ちつ》や外陰部《がいいんぶ》、おしっこが出る尿道口《にょうどうこう》のあたりに変化が起きます。これらの変化によって起きるトラブルを「GSM(閉経関連《へいけいかんれん》泌尿生殖器症候群《ひにょうせいしょくきしょうこうぐん》)」といいます。変化としては外陰部《がいいんぶ》はやせて小さくなり、腟《ちつ》など粘膜《ねんまく》におおわれている部分は潤《うるお》いがなくなり、硬くなっていきます。その結果、性器まわりや尿道口《にょうどうこう》が乾燥しやすくなったり、炎症が起きやすくなったりするのです。

今までもこのようなトラブルに悩む女性はたくさんいたのでしょうが、名前がつけられたのは最近です。そのため日本での調査はまだですが、アメリカでは閉経《へいけい》した女性の85%がGSMに関する不快な症状に悩んでいたそうです。

GSM（閉経関連《へいけいかんれん》泌《ひ》尿生殖《にょうせいしょく》器《き》症候群《しょうこうぐん》）の主な症状

腟《ちつ》まわりのトラブル	乾燥してかゆみがある、ピリピリした感じがある、おりものが出なくなったり少なくなったりする、おりもののにおいが強くなる、腟炎《ちつえん》が起きやすくなる
おしっこに関するトラブル	何度もおしっこに行きたくなる、おしっこを出したのにまだたまっているような感覚がある、膀胱炎《ぼうこうえん》をくりかえす、尿もれがある
セックスに関するトラブル	セックスのときに痛みがある、セックスのときにぬれにくい、セックス後に出血する

セックスに関するトラブルは直接生活には影響がなくても、人生の質にかかわることです。性器や尿道《にょうどう》に関することで恥ずかしいかもしれませんが、気になる症状があれば相談してみてください。

適切な治療やケアで症状をやわらげられます

性器がこすれて痛い場合などは、下着を肌ざわりのやさしいものに替えたり、専用のクリームを性器にぬって保湿したりすることでやわらげることができます。また、おふろで性器を洗うときは石けんを使わずに手でやさしく洗うのも保湿につながりますし、骨盤底筋《こつばんていきん》のエクササイズで性器や尿道口《にょうどうこう》まわりの筋肉を鍛えることでも改善することが。

「年をとったからしかたない」とあきらめずに、日常生活でできるケアや治療を取り入れることで快適にすごせるようになるので、あてはまる症状があれば、産婦人科で相談してよいことをおぼえていてくださいね。

知っておきたい！ 更年期《こうねんき》の治療《ちりょう》

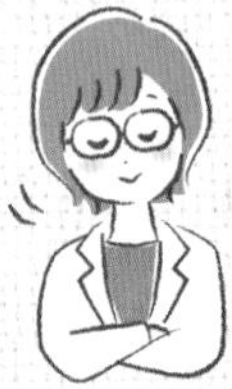

更年期の症状が強く出ている場合は、医師に相談をして治療を受けることができます。生理に関する不調と同じで、「誰にでもあることだからガマンする」ものではありません。

ガマンせずに治療を受けることで 生活の質が向上します

更年期に起きるさまざまな症状は人によってつらさが異なりますが、ガマンしなければいけないものではありません。「つらいな」と思ったら、医師に相談をして自分に合った治療を受けましょう。

更年期の症状が強く出て、日常生活を送るのが難しい状態は「**更年期障害**《こうねんきしょうがい》」と呼ばれています。産婦人科や更年期外来に相談すると、ホルモンのお薬や漢方薬《かんぽうやく》による治療を受けることができます。病院ではただ体の様子を診るだけでなく、実は別の病気がかくれていないかの検査も行います。体調や体質のほか、その人の性格、家族や仕事の状況を聞き取ったうえで、生活を改善するようなケアも行いながら、どのような治療をするかを医師が提案してくれます。

更年期症状の主な治療法

ホルモン補充療《ほじゅうりょう》法《ほう》(HRT)	減少しているエストロゲンを補う治療法。エストロゲンを単独で補充すると子宮内膜増殖症《しきゅうないまくぞうしょくしょう》のリスクがあがるため、子宮《しきゅう》のある人にはプロゲステロン（黄《おう》体《たい》ホルモン）を併用する。飲み薬のほか、貼り薬、ぬり薬などがある。もともと持っている病気によってはこの治療法が使えないことも。
漢方薬《かんぽうやく》	その人の体力や体質、つらい症状をみながら合った漢方薬《かんぽうやく》を処方する。ホルモン薬の治療が受けられない人が選ぶこともでき、ホルモン薬と併用することもできる。
抗うつ薬、抗不安薬、催眠鎮静薬《さいみんちんせいやく》など	イライラや気持ちがふさぎこみやすい、眠れないなど心の症状が強いときには、精神科や心療内科《しんりょうないか》を受診して、向精神薬《こうせいしんやく》を使うことも。

更年期にホルモン補充療法を行うことで、心臓・血管の病気や骨粗《こつそ》しょう症《しょう》など年をとってから起こりやすい病気の予防効果もあることが認められています。

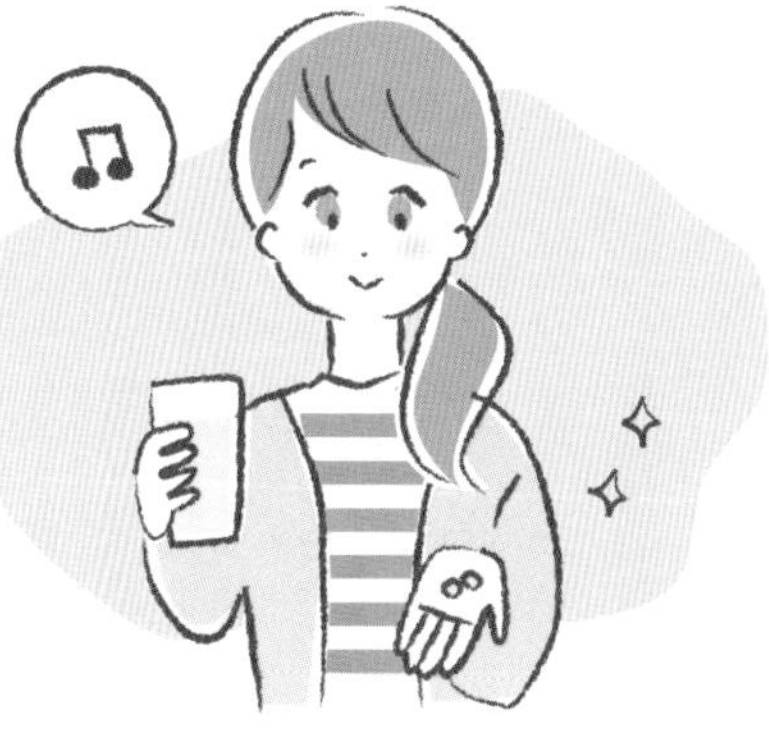

自分に合った治療を受けることで、更年期も快適にすごすことができます。

更年期《こうねんき》を快適にすごすために

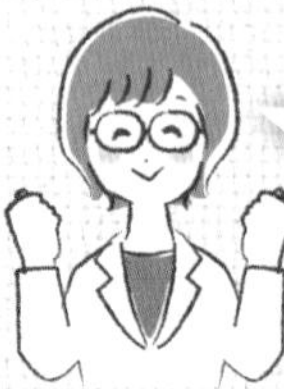

さまざまな不調が心配な更年期ですが、薬による治療だけでなく、日常生活のすごし方を工夫したり、ケアを取り入れたりすることで、快適さが変わってきます。できることから始めましょう。

自分の体と環境の変化を柔軟に受け止めていきましょう

更年期の時期は、仕事や子育て、親の介護などが重なる年代でもあります。忙しさに追われて、つい自分のケアを後回しにしがちですが、そのためにあなたが体をこわしてしまっては、家族やまわりの人も悲しい気持ちになってしまいます。

真面目な人ほどなんでも自分でやろうとがんばりすぎてしまいますが、体調がよくないときは自分を責めずに「更年期は誰にでもあること」だと考えてみてください。

そして「体調がよくないときはできなくてもしかたない」とわりきって、家族やまわりの人に手伝ってもらっていいのです。更年期をきっかけに、少しずつまわりの人を頼ることができるようになると、年をとってからの人生もイキイキとすごしていけるでしょう。

エストロゲンの減少にも対策を

女性ホルモンのエストロゲンは女性の体を守るはたらきをしています。更年期に入ってエストロゲンが減少することで、起きやすくなるトラブルや病気が。睡眠や栄養バランスのいい食事、軽い運動をして血流や筋肉を維持することで、あなたの体を守りましょう。

閉経《へいけい》後にかかりやすい病気・トラブル

- **骨粗《こつそ》しょう症《しょう》**：骨密度《こつみつど》が低下して骨折しやすくなる。
- **尿《にょう》もれ・骨盤臓器脱《こつばんぞうきだつ》**：骨盤底筋《こつばんていきん》がゆるんで尿もれや便のもれ、子宮《しきゅう》や直腸が体から出る骨盤臓器脱《こつばんぞうきだつ》が起きやすくなる。
- **膣炎《ちつえん》・膀胱炎《ぼうこうえん》**：性器が乾燥して、細菌が入りやすくなり、炎症が起きる。
- **肌や髪のトラブル**：肌が乾燥しやすくなりかゆみが出る、髪もパサつきやすくなり薄毛になることも。
- **手のトラブル**：手のこわばりや痛み、指の関節の変形が起きやすくなる。

自律神経《じりつしんけい》を整えるケアを積極的に取り入れて

自律神経《じりつしんけい》のはたらきが整うと、更年期の症状も落ち着きやすいです。寝不足にならないように睡眠時間をしっかりとること、栄養バランスのよい食事をとること、リラックスの時間をとること、適度な運動を続けることを心がけましょう。血流がよくなるようなエクササイズもおすすめです。

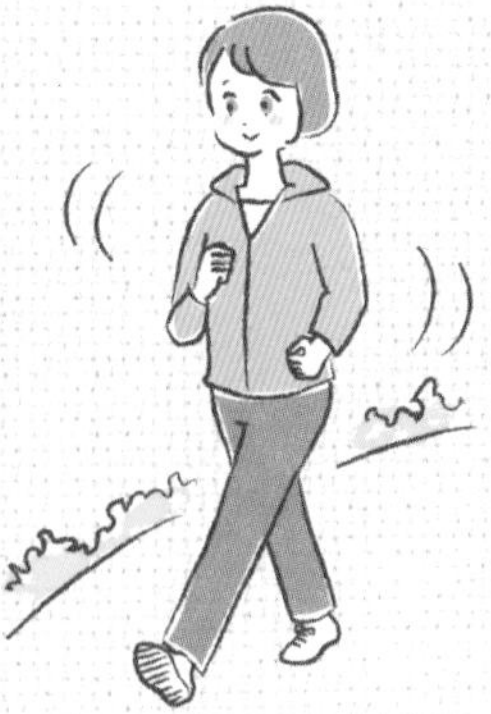

ヨガやウォーキング、ストレッチなど軽い運動はぜひ続けて行いましょう。

「ホルモン」ってこんなにすごい！

この本の中ではたびたび「女性ホルモン」という言葉が出てきましたね。生理、妊娠・出産、更年期、そして閉経《へいけい》後と、女性の一生は女性ホルモンのはたらきとともにあると言ってもいいかもしれません。

女性の一生は「ホルモン」に影響されつづける!?

体のはたらきを調整するホルモンはたくさんの種類がありますが、その中でも女性ホルモンである「**エストロゲン（卵胞《らんぽう》ホルモン）**」と「**プロゲステロン（黄体《おうたい》ホルモン）**」は初経《しょけい》から閉経《へいけい》までの約40年間、女性の人生とともにありつづけます。PMS（月経前症候群《げっけいぜんしょうこうぐん》）や生理痛に悩む人にとっては、身近な存在かもしれませんね。

閉経《へいけい》後、女性ホルモン減少で骨粗《こつそ》しょう症《しょう》や高血圧などの症状が出ないようにするには、女性ホルモンが分泌されている若い年代のうちに健康な体をつくっておくことが大切です。閉経《へいけい》後は女性ホルモンが関係ないのではなく、これまでの人生で女性ホルモンや自分の体とどのようにつきあってきたかの答え合わせの時期かもしれません！

女性ホルモンによって起きる現象

エストロゲン

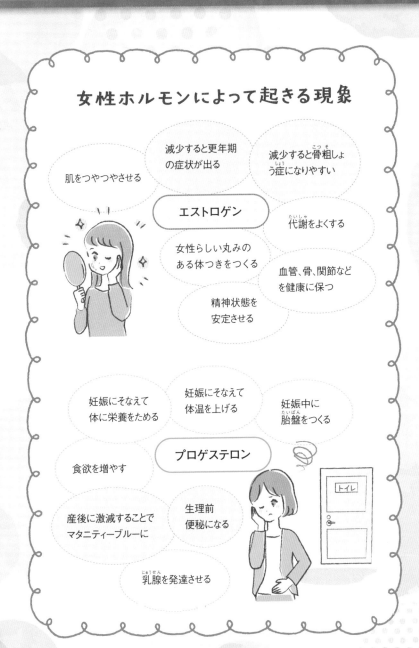

- 肌をつやつやさせる
- 減少すると更年期の症状が出る
- 減少すると骨粗《こつそ》しょう症《しょう》になりやすい
- 代謝《たいしゃ》をよくする
- 女性らしい丸みのある体つきをつくる
- 血管、骨、関節などを健康に保つ
- 精神状態を安定させる

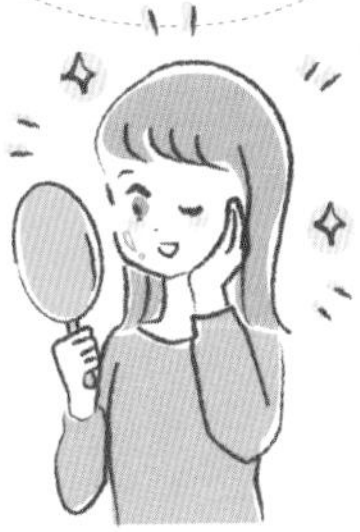

プロゲステロン

- 妊娠にそなえて体に栄養をためる
- 妊娠にそなえて体温を上げる
- 妊娠中に胎盤《たいばん》をつくる
- 食欲を増やす
- 産後に激減することでマタニティーブルーに
- 生理前便秘になる
- 乳腺《にゅうせん》を発達させる

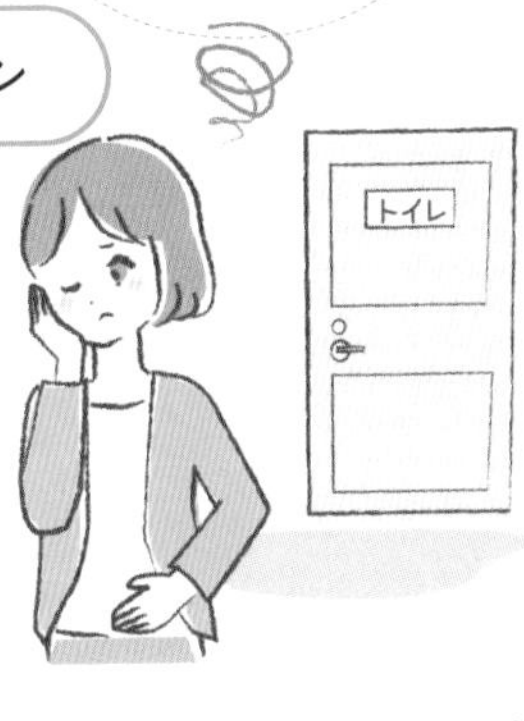

おわりに

あなたは自分の体のことをどう思っていますか？

私は子どものころからアレルギーで食べられないものもあったし、生理痛《せいりつう》もあったので10代のころは自分の体のことを好きにはなれませんでした。

25歳《さい》のころには子宮《しきゅう》の病気が見つかってショックでした。

ですが、子宮《しきゅう》の病気といってもお薬で治療《ちりょう》しながら病院で検査《けんさ》を受ければひどくはならなかったので、早めに病院に行ってよかったと思っています。

そして、「私の子宮《しきゅう》ちゃんが元気になるためにどんなことができるかな」と本などで調べたり相談したりしてみると、

「病院の治療《ちりょう》とは別に、ふだんの生活の中で食事に気をつけたり、よく眠《ねむ》れるように気をつけたりと大事な自分の体のために自分ができることもあるんだな」ということに気づきました。

私は人見知りなので相談するのはとても勇気《ゆうき》がいりましたが、「この人はあやしい感じがしないし専門《せんもん》の人みたいだから大丈夫かな」と相談してみると、私が知らなかったことをやさしく教えてくれたり、同じような体験をしている人の話を聞けたりして、

「ひとりだけで悩んでいるより相談してみると、気持ちが軽くなるし悩みの出口も見つかっていくんだな」と実感しました。

自分の体のことも、

「私は子宮《しきゅう》の病気はあるけど、生理はちゃんと定期的にきているから、私の子宮《しきゅう》も卵巣《らんそう》もがんばってはたらいてくれているんだな。がんばってくれている私の体にやさしくしよう」という気持ちになれました。

生理では、「これって大丈夫?」と思うことがいくつもでてきますし、悩《なや》みのことでいっぱいになってしまうと、自分の体にやさしくするのはむずかしいかもしれません。

でも、あなたの体は、あなたが寝《ね》ている間でも心臓《しんぞう》が動いていたり、生理では女性《じょせい》ホルモンを出している卵巣《らんそう》や生理の血を出している子宮《しきゅう》がはたらいていたりと、一生懸命《いっしょうけんめい》に生きようと毎日がんばってくれています。

生理のことで気になることや悩《なや》みごとができても、それはだれにでもあることでおかしいことではないですし、「悪い」ことでもありません。

悩《なや》みがでてきたことで、本などで調べたりだれかに相談したりして、自分の体にやさしくするきっかけになります。

あなたは世界でたったひとりのかけがえのない人です。

生理で悩《なや》みができたときは、「この悩《なや》みが少しでも良い方向に変《か》わっていくように体をいたわっていこう」と、大事なあなたの体にやさしくしてあげてほしいなと私は願っています。

そして、この本を何度でも読み返して、あなたの体のために役立ててもらえたらとてもうれしいです。

参考文献一覧

『大人女子的カラダのトリセツ』朝日新聞出版編著　池下育子監修(朝日新聞出版)

『10代の[性の悩み]白書』思春期外来in上野皮フ科・婦人科クリニック(扶桑社)

『ティーンズの生理&からだ&ココロの本』対馬ルリ子,種部恭子,吉野一枝(かもがわ出版)

『思春期女子のからだと心Q&A』八田真理子(労働教育センター)

『おとなも子どもも知っておきたい新常識 生理のはなし』髙橋怜奈(主婦と生活社)

『セイシル 知ろう、話そう、性のモヤモヤ 10代のための性教育バイブル』セイシル製作チーム(KADOKAWA)

『更年期前後がラクになる! おうちヨガ入門』高尾美穂(宝島社)

『女性ホルモンにいいこと大全 オトナ女子をラクにする心とからだの本』高尾美穂(扶桑社)

『女医が教える 潤うからだづくり』二宮典子(主婦の友社)

『更年期に効く 美女ヂカラ』高尾美穂(リベラル社)

東京都感染症情報センター「疾患別情報メニュー」
https://idsc.tmiph.metro.tokyo.lg.jp/diseases/

厚生労働省「性感染症」
https://www.mhlw.go.jp/stf/seisakunitsuite/bunya/kenkou_iryou/kenkou/kekkaku-kansenshou/seikansenshou/index.html

東京都保険医療局「東京都性感染症ナビ」
https://www.hokeniryo.metro.tokyo.lg.jp/seikansensho/index.html

厚生労働省研究班(東京大学医学部藤井班)監修「女性の健康推進室 ヘルスケアラボ」
https://w-health.jp/

公益社団法人日本産科婦人科学会「産科・婦人科の病気」
https://www.jsog.or.jp/modules/diseases/index.php?content_id=1

公益社団法人日本婦人科腫瘍学会「市民の皆さま」https://jsgo.or.jp/public/

公益社団法人日本産婦人科医会「女性の健康Q&A」https://www.jaog.or.jp/qa/

大分県福祉保健部　健康対策課,監修　楢原久司
「今 伝えたい!いつかは子どもを…と考えているあなたたちへ− 知っておきたいからだのこと−」
https://www.pref.oita.jp/uploaded/attachment/190212.pdf

国立研究開発法人国立医療研究センター「出産に際して知っておきたいこと」
https://www.ncchd.go.jp/hospital/pregnancy/bunben/guide.html

公益社団法人女性の健康とメノポーズ協会「女性の健康について」
https://www.meno-sg.net/category/health/

STAFF
装丁・本文デザイン／高橋里佳（Zapp!）
イラスト／碇 優子
原稿／古川はる香
校正／鷗来堂
編集協力／棚橋弘美
企画編集／望月久美子、二瓶日向子（日東書院本社）

監修者　保健師めぐみ

保健師、看護師。慈恵医科大学付属柏看護専門学校、都立公衆衛生看護学校保健学科卒業。愉氣セラピスト、養護教諭（一種）、衛生管理者の資格もある。子どもの頃からアレルギーで、思春期には生理痛に苦しみ、婦人科の病気で悩んだ過去がある。体質改善につとめ、現在は、インターネット上で思春期から更年期まで、女性の悩みに寄り添っている。
ブログ『人に言えない「生理前・生理中の悩み」が楽になる♪めぐみの簡単おうちケア』
https://ameblo.jp/kenkostylist/

13歳から更年期世代まで　女性ならではの悩みがスーッと消える！
一生モノの生理とからだの取り扱い大全

2024年3月20日　初版第1刷発行

著者　保健師めぐみ
発行者　廣瀬和二
発行所　株式会社日東書院本社
〒113-0033
東京都文京区本郷1丁目33番13号 春日町ビル5F
TEL:03-5931-5930（代表）
FAX:03-6386-3087（販売部）
URL: http://www.TG-NET.co.jp

印刷所　三共グラフィック株式会社
製本所　株式会社セイコーバインダリー

ISBN 978-4-528-02421-2　C2077